Dieter Bürgin

Psychoanalytische Grundannahmen

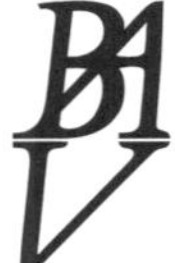

Unbewusste Grundannahmen entstehen aus dem Kern der Persönlichkeit, sind gleichsam Pfeiler, welche die Denkvorgänge des Primär- und Sekundärprozesses und damit auch die Art der gesamten Affekte und Phantasmen eines Individuums tragen. Sie zeigen sich in basalen, zumeist nicht weiter hinterfragten Überzeugungen, welche wegleitend für die Vorgänge des Verstehens, Abschätzens, Einordnens, Antizipierens und Regulierens sind. Ein kleiner Teil davon wird uns beim Reflektieren oder nach entsprechenden Vorgängen bewusst zugänglich.

Auch in Gruppen lässt sich explorieren, nach welchen Grundannahmen jedes der Gruppenmitglieder die vorgestellten klinischen Episoden versteht, welche Hypothese über die Grundannahemn der vorstellenden Person bei jedem Einzelnen geäußert werden, welche Grundannahmen in den Aussagen des jeweiligen Patienten enthalten sein könnten und schließlich, welche Grundannahmen jedes Gruppentmitglied über die Interventionen der anderen Gruppenmitglieder und deren potenzielle Grundannahmen entwickelt.

Die Arbeitsgruppe der vier an der Autorenschaft dieses Buches beteiligten Personen stellt sich die Aufgabe, sich, anhand eines Erstinterviews mit einem Kind, über die gegenseitigen Grundannahmen und die unterschiedliche Rezeption des klinischen Materials auszutauschen. Im Prozess lösten sich Ansätze von Rechthaberei und Rivalität sofort zugunsten von kreativer Anregung, Interesse und Forschungslust auf, sodass er allseits als sehr stimulativ erlebt wurde. Innerhalb des wechselseitigen Diskurses wurden nämlich nicht nur die eigenen, mehr oder weniger bewussten Grundannahmen deutlich, sondern es traten, ausgelöst durch die Fragen der Gruppenmitglieder untereinander, auch bislang unbewusste Grundannahmen ans Tageslicht.

Dieter Bürgin, Prof. em. Dr. med., Psychoanalytiker in eigener Praxis (Ausbildungsanalytiker SGPsa/IPA), Facharzt für Kinder-, Jugend- und Erwachsenen-Psychiatrie und -Psychotherapie; langjähriger Chefarzt der Kinder- und Jugendpsychiatrischen Universitätsklinik und -poliklinik Basel; em. Ordinarius der Universität Basel; zahlreiche nationale und internationale Zeitschriften- und Buchveröffentlichungen. Bei Brandes & Apsel: *Gilgamesch – eine verlorene Illusion? Psychoanalytische und anthropologische Betrachtungen* (2019).

Dieter Bürgin
gemeinsam mit
Angelika Staehle, Kerstin Westhoff,
Anna Wyler von Ballmoos

Psychoanalytische Grundannahmen

Vom analytischen Hören im klinischen Dialog

Brandes & Apsel

Auf Wunsch informieren wir Sie regelmäßig mit unseren Katalogen *Frische Bücher* und *Psychoanalyse-Katalog*.
Wir verwenden Ihre Daten ausschließlich für die Zusendung unserer beiden Kataloge laut der EU-Datenschutzrichtlinie und dem BDS-Gesetzes.
Bitte senden Sie uns dafür eine E-Mail an info@brandes-apsel.de mit Ihrer Postadresse. Außerdem finden Sie unser Gesamtverzeichnis mit aktuellen Informationen im Internet unter: www.brandes-apsel.de sowie www.kjp-zeitschrift.de

Das Projekt wurde dankenswerterweise von der R.A. Spitz-Stiftung, Basel, unterstützt.

1. Auflage 2020

DTP: Brandes & Apsel Verlag
Cover: Brandes & Apsel Verlag unter Verwendung des Bildes von Paul Flora: »Ein Vogelhändler«, 2004, © paulflora.at & paulflora-rechte.com, mit freundlicher Genehmigung
Druck: STEGA TISAK d. o. o., Printed in Croatia
Gedruckt auf einem nach den Richtlinien des Forest Stewardship Council (FSC) zertifizierten, säurefreien, alterungsbeständigen und chlorfrei gebleichten Papier.

Bibliografische Information der Deutschen Nationalbibliothek:
Die Deutsche Nationalbibliothek verzeichnet diese Publikation in der Deutschen Nationalbibliografie; detaillierte bibliografische Daten sind im Internet über www.ddb.de abrufbar.

ISBN 978-3-95558-280-7

Inhalt

1. Einleitung

Gemeinsames Denken macht glücklich!

Es gehört zu den Erfahrungen der meisten Analytiker, dass ein Bericht über eine analytische Behandlung auf sehr verschiedene Art und Weise aufgenommen und auf Grund der verwendeten Konzepte unterschiedlich aktualisiert werden kann. Wird das »Material« kleinianisch, bionianisch, freudianisch oder irgendeiner anderen Schule folgend verstanden, so entstehen daraus unterschiedliche Arten des Verstehens und entsprechend verschiedenartige technische Vorgehensweisen. Warum ist das so?

Das metapsychologische Theoriegebäude der Psychoanalyse hat sich im Verlaufe der letzten 100 Jahre einerseits vereinheitlicht, andererseits aber auch – den bewussten und noch viel stärker unbewussten Grundannahmen ihrer Vertreterinnen und Vertreter folgend – in vielfachen Verästelungen differenziert.

Die unbewussten Grundannahmen entstehen aus dem Kern der Persönlichkeit, sind gleichsam die Pfeiler, welche die Denkvorgänge des Primär- und des Sekundärprozesses und damit auch die Art der gesamten Affekte und Phantasmen eines Individuums tragen. Sie zeigen sich in basalen, zumeist nicht weiter hinterfragten Überzeugungen, welche wegleitend für die Vorgänge des Verstehens, Abschätzens, Einordnens, Antizipierens und Regulierens sind. Ein kleiner Teil davon wird uns beim Reflektieren oder nach entsprechenden Vorgängen bewusst zugänglich. Wir bezeichnen das meistens mit Sätzen wie: »Ich sehe dies einfach so!«, »Meiner Ansicht nach ist dies so oder so!«, »Ich bin der Überzeugung, dass…« oder »Ich kann nicht anders als…«

Ein kleiner Teil der eigenen unbewussten Grundannahmen wird uns während des Prozesses der eigenen Analyse bewusst und deutlich. Ein weiterer Teil drängt während der existenziellen Vorgänge des eigenen Lebens in Richtung Bewusstsein und damit zur subjektiven Wahrnehmung. Der größte Teil aber bleibt, wie ein Hintergrundprogramm, konstant aktiv, kann mit dem »dream screen« von Lewin (1953) verglichen werden, wirkt auf sämtliche intrapsychischen und interpersonalen Abläufe eines Individuums oder einer Gruppe bestimmend ein und wird – vergleichbar mit einem gut funktionierenden Organ – ohne spezifisches Nachdenken – kaum wahrnehmbar. Ein Satz wie der vorangegangene kann als Quintessenz vieler Erfahrungen und Wahrnehmungen verstanden werden. Er enthält aber in unvermeidbarer Weise auch eine Vielzahl von Grundannahmen des Schreibenden und, sollte er gelesen werden, auch der lesenden Person.

In den von H. Faimberg gegründeten Gruppen[1] wird versucht, klinisches Material daraufhin zu explorieren, nach welchen Grundannahmen jedes der Gruppenmitglieder die vorgestellten klinischen Episoden versteht, welche Hypothesen über die Grundannahmen der vorstellenden Person bei jedem Einzelnen entstehen, welche Grundannahmen in den Aussagen des jeweiligen Patienten enthalten sein könnten und, schließlich, welche Grundannahmen jedes Gruppenmitglied über die Interventionen der anderen Gruppenmitglieder und deren potenzielle Grundannahmen entwickelt.

Bei solchen Diskussionen kommen die Teilnehmenden nicht darum herum, dass ein Teil ihres selbstverständlichen, gesicherten, theoretischen Wissens in Frage gestellt wird. Sie finden allmählich zu einer Grundannahme, dass niemand »die Wahrheit« besitzt, die Exploration der basalen Elemente des Denkens, Fühlens und Wollens eines Gegenübers nicht nur interessant ist, sondern, in der Konfrontationen mit der Andersartigkeit des Anderen, das Eigene nur umso deutlicher macht.

Die Arbeitsgruppe der vier an der Autorenschaft dieses Papiers beteiligten Personen stellte sich an vier Wochenendtreffen die Aufgabe, sich anhand eines transkribierten, auf Video aufge-

1 Faimbergs method: listening to listening.

nommenen Erstinterviews mit einem Kind über die gegenseitigen Grundannahmen und die unterschiedliche Rezeption des klinischen Materials auszutauschen. Der Prozess wurde von allen Teilnehmenden als sehr stimulierend erlebt, da Positionen von Rechthaberei und Rivalität sich sofort zu Gunsten von kreativer Anregung, Interesse und Forschungslust auflösten. Im wechselseitigen Diskurs wurden nämlich nicht nur die eigenen, mehr oder weniger bewussten Grundannahmen deutlich, sondern es traten, ausgelöst durch die Fragen der Gruppenmitglieder untereinander, auch eigene, bislang unbewusste Grundannahmen ans Tageslicht.

In einer ersten Runde wurde das Problem der Grundannahmen diskutiert. Danach wurde das Video mehrfach in kleinen Episoden angeschaut. Jede Episode wie auch die Sequenz der Episoden wurden zusammen intensiv, mit großer Lust wie auch mit entsprechender Ernsthaftigkeit erörtert. Alle Teilnehmenden verfassten einen ersten Entwurf ihrer persönlichen Verständnisweise und die Erfahrungen beim Reflektieren der eigenen Grundannahmen. Die Gruppe tauschte sich über diese Berichte an Hand des Interview-Transskriptes vertieft aus und lernte erst dann die anamnestischen Grunddaten kennen. Sie verfügte somit nicht nur über einen gemeinsam geteilten Text, sondern auch über die gemeinsam erlebten Bilder in der Szenerie des Videos. Dies erleichterte zu Beginn den Austausch; im Verlauf aber basierten alle mehr auf dem Text und den Bildern als auf dem Video. Schließlich wurde der Entschluss gefasst, die wesentlichen Punkte der Erfahrungen in einer Publikation zusammenzufassen. Dieses Vorgehen sollte dazu dienen, interessierte Leser und Leserinnen anzuregen, die Abläufe in der Gruppe mit zu verfolgen, sich ein eigenes Bild zu machen und sich selbst mehr Klarheit über die eigenen Grundannahmen zu verschaffen. In Supervisionen und Intervisionen kann dieses Vorgehen gewiss auch mit gutem Nutzen verwendet werden, da es aus dem Bereich der Rechthaberei hinaus in einen Raum des gemeinsam Geteilten wie auch des Unterschiedlichen hineinführt, eigene blinde Flecke – wenigstens partiell – aufzuheben gestattet und die

Attraktivität der Betrachtung eines gleichen Phänomens von verschiedenen Gesichtspunkten aus erhöht.

2. Grundannahmen

Die *Psyche* entzieht sich jeder befriedigenden Objektivierung. Der *Psychologismus* entspricht dem Bedürfnis, sie doch noch umfassend objektivieren zu können. Er hält die verwendeten Verständnismodelle für die vorbildliche Wahrheit der Realität und duldet deshalb nichts Anderes neben sich. Eine *wissenschaftliche Psychologie* aber ist selbst weder Mythologie noch Religion noch Philosophie. *Kulturentwicklung* könnte als ein Prozess verstanden werden, an dessen Anfang die mythologischen Konzepte und an dessen Ende eine durchrationalisierte Wissenschaft stünde. »Weil das Seelenleben – was immer das heißen mag – als umfassender Gegenstand der Psychologie nie befriedigend objektiviert werden kann, entsteht die Auseinandersetzung um die Objektivationskonzepte und Methoden.« (Saner, 1999, S. 197)

Ein Selbes bietet sich in äußerster Verschiedenheit dar. Realität ist »nicht durch eine allen Menschen gemeinsame ›Natur‹ garantiert« (Arendt, 1967, S. 72). »Das von Anderen Gesehen- und Gehört-Werden erhält seine Bedeutsamkeit von der Tatsache, dass ein jeder von einer anderen Position aus sieht und hört.« Die Wirklichkeit des öffentlichen Raumes erwächst »aus der gleichzeitigen Anwesenheit zahlloser Aspekte und Perspektiven, in denen Gemeinsames sich präsentiert und für die es keinen gemeinsamen Maßstab und keinen Generalnenner je geben kann.« (a. a. O., S. 71) »Eine gemeinsame Welt verschwindet, wenn sie nur noch unter einem Aspekt gesehen wird; sie existiert überhaupt nur in der Vielfalt ihrer Perspektiven.« (a. a. O., S. 73)

Die Bildung von Grundannahmen entspricht einer basalen, protomentalen, eventuell bereits pränatal angelegten Aktivität. Grundannahmen entwickeln sich aus äußerst frühen Szenerien heraus, die durch Beziehungen zu Teilobjekten, primäre Symbolisierungen, psychotische Ängste und Mechanismen der Spaltung sowie der projektiven Identifizierung gekennzeichnet sind. Grundannahmen unterscheiden sich in ihren Zielen, z. B. dem Streben nach Abhängigkeit/Unabhängigkeit, nach Kampf bzw. Flucht oder nach Paarbildung. Sie orientieren sich nicht an Wissen oder gar Wissenschaft, sondern an magischen Praktiken. In protomentalen Systemen dürften Prototypen der drei Grundannahmen existieren, die sich in Gruppen häufig finden lassen. Mangel an Struktur in einer Gruppe lässt die Grundannahmen vordringen.

Als eine Art Subsystem des Ich (Gill, 1966) bildet das Individuum – ein biologisch angelegtes Herdentier und somit auch in ausgeprägter Sozialbezogenheit – bereits in sehr früher Zeit eine sich auf Gruppen erstreckende Proto-Mentalität, die aber durch spätere Denkanstrengungen ihre Macht verliert. Wahrscheinlich spielen hier biologisch angelegte und sozial erworbene Faktoren zusammen. Grundannahmen haben einen Überlebenswert für den Einzelnen und die Gruppe. Grundannahmen als irrationale, basale Überzeugungen verketten die Mitglieder in jeder Gruppe in unbewusster Weise (Bürgin, 2017). In solchen Gruppen fehlt jeglicher Entwicklungsprozess. »Grundannahmen werden in dem Maße gefährlich, in dem versucht wird, sie im Handeln umzusetzen.« (Bion, 2001, S. 115) Die Beteiligung am Handeln nach einer Grundannahme erfolgt spontan und intuitiv.

Auch *psychoanalytisches Konzeptualisieren, Theoretisieren und Denken* basiert auf mehr oder weniger expliziten Grundannahmen. Bion hat – im Zusammenhang mit Gruppenphänomenen – besonders auf diese Tatsache hingewiesen. Auf den verschiedenen Entwicklungsstufen des Denkens, Vorstellens und Phantasierens wird versucht, Annahmen, die sich einmal als günstig erwiesen haben, auch auf neue Erfahrungen anzuwenden. Primär- und Sekundärprozessvorgänge haben somit unterschiedliche Anteile daran. Ein großer Teil dieser Grundannahmen unterliegt der *primären infantilen Amnesie*, bleibt aber den emotional-kognitiven Aktivitäten des Ich als Ordnungs- und Verständnishilfen trotzdem voll verfügbar. Das *sorgfältige Reflektieren* und der *kreative Austausch* über die bei den Analytikern vorhandenen Grundannahmen ist nicht sehr beliebt. Denn es *verunsichert, verlangt In-Frage-Stellung und setzt Toleranz voraus*. Da nie befriedigend objektivierbar, scheint es die Theoriebildung und die Beurteilung von Zugehörigkeiten zu beeinträchtigen. Die Alternative allerdings ist ein gnadenloser Kampf zwischen »Herzogen, Fürsten, Königen und Kaisern«, der dem wissenschaftlichen Denken der Psychoanalyse wenig zuträglich ist. So bestehen Grundannahmen mehr oder weniger bewusster Art nicht nur, was die *Theorie* und die *Genese von Störungen* angeht, sondern auch über die *psychoanalytische Situation* bzw. *Haltung* sowie über den *psychoanalytischen Prozess* selbst.

Bion ging bei seinen Überlegungen zu Gruppenaktivitäten von drei *starren, polar angeordneten, basalen Grundannahmen* aus (fight/flight; Abhängigkeit/Unabhängigkeit; Singularität/Paarbildung), die Anlass zur Bildung von ungünstig funktionierenden, nicht wirklich arbeitsfähigen Gruppen geben und sich deutlich unterscheiden von »Arbeitsgruppen«, die keinem solchen rigiden Muster folgen.

Unsere Gruppe fasste den Begriff der Grundannahmen deutlich weiter und offener, nämlich als eine Summe von basalen, expliziten und impliziten und von vielfältigen Emotionen durchsetzten »Ansichten«, Überzeugungen, Vorstellungen, Haltungen, die unser psychoanalytisches Arbeiten andauernd begleiten und, als mehr oder weniger integrierte Theorien und »Erkenntnisse«, uns stets begleiten. Ohne spezielle Anstrengung hingegen werden sie nicht mitgeteilt, obwohl sie unser Konzeptualisieren und Intervenieren weitgehend bestimmen.

Der neugierig-wohlwollende Austausch darüber und ein taktvolles Explorieren in diesem Bereich erwiesen sich als spannend und lustvoll. Dies mag damit zusammenhängen, dass die Gruppenmitglieder einander sympathisch zugetan waren und gerne miteinander arbeiteten. Wie weit die Konstellation von drei Frauen und einem Mann auch noch etwas dazu beitrug, ließ sich, mangels Vergleichen, nicht genau beurteilen.

2.1 Grundannahmen und Individuum

Die meisten polaren Grundannahmen, wie z. B. das Subjekt funktioniere entweder wie eine passive Tasche, welche mit Außenwelt gefüllt werde, oder aber es manifestiere sich als eigenständige Einheit mit eigenem, autonomem Metabolismus, sollten nicht als ein *Entweder-Oder* gesehen werden, sondern als ein *Sowohl-als-Auch.*

Unser *psychoanalytisches Vorgehen* wird durch unsere *impliziten und expliziten Grundannahmen* geleitet. So stellt sich stets die Frage, welche Funktionsebene der vom Analysanden stammenden Kommunikationsanteile vom Analytiker auf Grund seiner eigenen Grundannahmen »gehört« und aufgenommen wird.

Wir alle haben, was die analytischen Vorgänge angeht, *implizite Annahmen.* In psychoanalytischen Kreisen ging es früher – und leider oft auch jetzt noch – um *Vorherrschaftskämpfe der einen oder anderen Grundannahmen.* Seit Jahrzehnten laufen auch Versuche, die unbewussten Grundannahmen, die uns entweder bei *niederfrequenten oder hochfrequenten psychoanalytischen Verfahren* begleiten, zu klären.

2.2 Grundannahmen und behandlungstechnische Fragen

Auch in behandlungstechnischen Belangen im klinischen Bereich werden wir von unseren Grundannahmen geleitet: Zum Beispiel, dass es um die *Schaffung eines geschützten Intermediärraumes* geht, in welchem Spielen möglich wird, wo Objekte verwendet werden können, die Fähigkeit geübt wird, in Gegenwart eines anderen bezogen allein zu sein, und wo in der Übertragung Neubildungen alter Beziehungskonstellationen möglich werden können. Damit steht weniger die Interpretation der intrapsychischen Vorgänge des Patienten durch den Analytiker im Vordergrund, als vielmehr die subjektive Wahrnehmung und Reflexion (im Sinne von selbstkritischem Nachdenken) der *aktuellen Selbsterfahrung in dieser spezifischen*

Situation. Die eigenen Gedanken und Empfindungen als das Gegenwärtige, welches durch Vergangenes mitgestaltet wird, ermöglichen die *Erfahrung von Bezogenheit und Getrenntheit zugleich* wie auch von frischen Freiheitsgraden von *Nähe und Distanz.*

Wenn ein Patient z. B. *keine Fähigkeit mitbringt, einen virtuellen Intermediärraum zu eröffnen*, so dürfte der *Aufbau eines virtuellen Intermediärraumes* der erste Schritt im Prozess sein. Ist ein virtueller Intermediärraum durch die Pathologie des Patienten *obliteriert* (z. B. durch zwanghaftes Ausfüllen des virtuellen Intermediärraumes, was dem Gegenüber gar keinen Platz lässt, oder durch das Gegenteil oder durch Verformungen), so sind der Abbau der Obliteration und die *Etablierung der Spielfähigkeit* ein erstes Ziel. Existiert *ein brauchbarer virtueller Intermediärraum*, so besteht das hauptsächlichste Ziel im *Entstehen-Lassen eines mehr oder weniger kreativen Spieles*, bei welchem *aus zwei getrennt funktionierenden, aber aufeinander bezogenen Individuen ein immer wieder neues, gemeinsam geteiltes Drittes entsteht*, das symbolisiert werden kann und stets neue Türen eröffnet.

Was sind *unsere nur partiell bewussten »Grundannahmen«*, die unserem Konzeptualisieren zu Grunde liegen? Wie sieht das entsprechende *Menschenbild* aus, das wir in den Prozess einbringen, ob wir wollen oder nicht? Welche Beachtung verdient unsere *bewusste und unbewusste Art, wie wir unseren Patienten zuhören?* Denn unser »Hören« bestimmt unser Reden!

Unsere Technik des Zuhörens, des Verstehens und des Umwandelns von dem, was der Patient uns berichtet, kann nicht unabhängig von einer Theorie und von Grundannahmen gedacht werden, seien diese implizit oder explizit. Natürlich ist es für alle, die klinisch tätig sind, immer wieder sehr schmerzlich, zu registrieren, dass es bei der Vertiefung des Prozesses gar nicht so sehr darauf ankommt, welche Technik wir verwenden als vielmehr darauf, ob es uns gelingt, die nicht bewussten Strömungen in der Übertragung wahrzunehmen – was natürlich auch einer Grundannahme entspricht!

Der Rahmen beginnt zu sprechen, wenn er reflektiert wird. Er reflektiert unsere *Grundannahmen über die Symbolisierung,* auch wenn es um das *Spiel* geht, das als *Transportmittel der Übertragung* dient und wo die *Symbolisierung, vor allem die primäre,* sich häufig *am Motorischen* zeigt. Der Rahmen erlaubt, dass *archaische Botschaften* über den *Körper* (Mimik, Haltung, Bewegungsart, Tonus etc.) sowie über das *Handeln* (Rhythmus, Geschwindigkeit) übermittelt werden. Komplexere, entwickeltere »Mitteilungen« gelangen über *Sach- und Wortrepräsentanzen* und *narrative szenische Hüllen* – unter der *asymmetrischen Präsenz eines Anderen* – in der Übertragung zum Ausdruck.

Auch wenn wir über die *Beziehungen zwischen Körper und Psyche*, d. h. auch über die *entsprechenden Störungen*, nachdenken, so spielen die bewussten oder unbewussten *Grundannahmen der Nachdenkenden* eine große Rolle. Denn diese Grundannahmen bilden so etwas wie *Axiome*, auf deren *Fundament die entsprechenden Theorien* aufgebaut werden. Wenngleich der Körper nach primär *biologischen Gesetzen* mitsamt ihrer enormen Komplexität funktioniert und die *Psyche eine andere Strukturierung und Gesetzlichkeit* aufweist, so besteht eine unserer Grundannahmen darin, dass es *keinen psychischen Vorgang gibt, der abgekoppelt vom Biologischen ist, die Psyche aber auch unendlich viele Informationen vom Körper erhält, von denen nur ein kleiner Teil ins Bewusstsein gelangt.*

Findet *kein Austausch mit dem Gegenüber über die unvermeidlichen Grundannahmen jedes Einzelnen* statt, so verdorrt die *Ko-Kreativität*. Diese nämlich vermittelt eine *andere Perspektive, andere Vertices*, ermöglicht das *Auftauchen neuer Grundannahmen* und unterstützt die *Selbstreflektion.*

2.3 Grundannahmen und Gesellschaftsordnungen

Natürliche Ordnungen sind recht stabil, die von Menschen gemachten Ordnungen hingegen nicht. Sie beruhen auf gemeinsam geteilten Mythologien und sind ständig in Gefahr, auseinanderzufallen. Oft werden sie über lange Zeit auch mit Gewalt, Terror und Zwang aufrechterhalten, solange genügend viele Leute an die entsprechenden Grundannahmen und Basisideologien glauben. Ist eine Grundannahme gleichsam von den Göttern geschaffen, so erscheint sie unumstößlich.

Mythen und Grundannahmen, zum Beispiel über Götter und Menschen, über Mächtige und Untergebene oder über eine Klassen-Einteilung der Menschen (in z.B. Freie, Unfreie oder Sklaven), bildeten eine Art Kitt für Grundstrukturen. Daraus ließen sich gesellschaftliche Normen und Gesetze als Rechtsgrundlagen entwickeln (z.B. der Kodex des Königs Hammurabi in Assyrien im Jahre 1700 v.Chr.), welche versprachen, bei entsprechender Folgsamkeit und Einhaltung der Regeln sei ein sicheres, friedliches und auch gerechtes Leben möglich.

Jede weltgeschichtliche Sicht basiert auf den unendlich vielfältigen Ausgestaltungen und vielfach gewaltsamen Entwicklungen von oft nur wenig klar ausgesprochenen Grundannahmen und den daraus entstandenen Weltanschauungen von größeren oder kleineren Kollektiven. Der Versuch, psychoanalytisches Denken und Konzeptualisieren und ein damit verknüpftes Set von Grundannahmen mit heutigen weltpolitischen Fragen zu kombinieren (wie z.B. J.Sklar dies in seiner kürzlich erschienenen Publikation unternommen hat), enthält im Kern auch den Ansatz, die Erhellung, Applikation und Diskussion von Grundannahmen über zwischenmenschliche Beziehungsformen im gegenwärtigen Weltgeschehen nutzen zu können. Da diese Thematik hier aber nicht im Vordergrund steht, möchten wir darauf nicht weiter eingehen, obwohl ein solches Vorgehen durchaus seinen Reiz hätte.

2.4 Grundannahmen und Gruppe

Es gibt im Individuum eine Neigung und Fähigkeit, sich *unwillkürlich und schnell mit anderen Individuen zu verbinden*, was auf die Existenz eines protomentalen Systems hinweist. Wenn eine Gruppe sich unter bestimmten Grundannahmen zusammengefunden hat, so ist sie – wie eine Familie – *zu etwas Realem und zum menschlichen Leben Gehörigem* geworden. Aber sie ist keineswegs dasselbe wie eine Familie.

Grundannahmen schließen alles andere aus und *wollen keine anderen Standpunkte einnehmen* oder gar verstehen. Sie stützen sich nicht auf Wissen oder gar Wissenschaft, sondern auf Magie. Eigenständiges Denken wird als Rebellion abqualifiziert und im Keim erstickt.

Wenn wir Bion folgen, so können wir zwischen Grundannahmegruppen und Arbeitsgruppen unterscheiden. Nur in Arbeitsgruppen herrscht ein ko-kreierter kooperativer Kontext.

Starke basale Affekte bilden einen Zement, der Grundannahmegruppen aneinanderbindet (z. B. Schuld und Depression, Hoffnung auf Rettung sowie Zorn und Hass). Das Zusammenfinden von Menschen mit ähnlichen Grundannahmen erfolgt mühelos und spontan. Solche Gruppierungen bewirken, dass sich eine Gruppe schnell in der Weise strukturiert, dass sie geeignet ist, nach den vorwiegenden Grundannahmen zu handeln. Es besteht ein heftiger Widerstand gegen jegliches Lernen aus Erfahrung, ja sogar ein Hass gegen jeglichen Entwicklungsprozess. Grundannahmegruppen bieten die Illusion an, die individuelle Identität im Kollektiv aufgehen zulassen. Das Eintauchen in die Gruppe soll Sicherheit, Vitalisierung sowie eine unverrückbare Zugehörigkeit vermitteln.

Eine wirklich »differenzierte Gruppe« ist synonym mit einer »Arbeitsgruppe«. Arbeitsgruppen bilden sich, um bestimmte Aufgaben zu erfüllen. Sie stellen hierzu Verfahrensregeln auf. Ihre Mitglieder sind vom Wert beziehungsmäßiger oder wissenschaftlicher Daten überzeugt. Verbaler Austausch und der spezielle Gebrauch von zur Kommunikation gehörigen Symbolen ist für Arbeitsgruppen typisch. Je weniger eine Gruppe einer Arbeitsgruppe entspricht, d. h. je mehr sie zu einer Grundannahmegruppe wird, desto weniger macht sie rationalen Gebrauch von sprachlicher Kommunikation und benützt vor allem den Handlungsmodus. Arbeitsgruppen sind bereit, aus Erfahrung zu lernen.

Entwicklung ist somit ein zentrales Merkmal, durch welches sich eine Arbeitsgruppe von einer Grundannahmegruppe unterscheidet. Aber ihre Bestrebungen, eine vorliegende Aufgabe zu erfüllen, werden immer wieder durch affektive Triebkräfte dunkler Herkunft behindert. Auch Arbeitsgruppen können also durch mächtige, emotionale Tendenzen behindert werden. Grundannahmegruppen und Arbeitsgruppen bilden Pole auf einem Kontinuum mit vielen Übergängen. Dennoch hilft eine polare Betrachtung, das Reflektieren über das, was in einer Gruppe abläuft, zu erleichtern.

Sobald der Einzelne in einer Weise denkt oder handelt, die zu den Grundannahmen der Gruppe im Widerspruch steht, so empfindet er dies wie eine *unangenehme Einwirkung*. Es besteht somit ein *»Konflikt zwischen der Gruppenmentalität und den Wünschen des Einzelnen«* (Bion, 2001, S. 43).

Eine Grundannahme-Gruppe scheint nur zwei Methoden der Selbsterhaltung zu kennen: *Kampf oder Flucht.* Die Erhaltung der Spezies mittels Fortpflanzung wird für den Erhalt der Gruppe als gleich bedeutsam wahrgenommen wie die Methoden der Selbsterhaltung (d. h. beides wird mit Kampf und/oder Flucht beantwortet). Bei der Flucht geht die Gruppe vor, der Einzelne wird notfalls im Stich gelassen. Bei einer Kampf-/Flucht-Gruppe wird diejenige Art von *Führerschaft* als zweckentsprechend anerkannt, welche die Gruppe zum *Angriff auf jemanden mobilisiert* oder sie *auf der Flucht begleitet.*

Bei *»abhängigen« Gruppen glaubt das unreife Individuum in der Gruppe Sicherheit zu finden.* Alle Sorgen werden auf den Anführer abgewälzt. Ehrgeizigen oder narzisstischen Menschen allerdings schaffen abhängige Gruppen ziemlich viel Probleme, da sie mit dem Führer zu rivalisieren beginnen.

Die Arbeit an den latenten Grundannahmen verhütet, dass diese die Funktionen einer Arbeitsgruppe einschränken. Gruppen, die von spezifischen *Grundannahmen unbewusster Art* ausgehen, sind durch *Funktionsweisen des protomentalen Apparates* und damit durch ein *Denken in Form des Primärprozesses* charakterisiert.

3. Das Interview (Simone, 7 Jahre und 7 Monate alt)

Es handelt sich um eine Videoaufnahme vor einem Einwegspiegel, die verbatim transkribiert worden ist. Sie wurde für den Zweck unserer Diskussionen aus einer Vielzahl von Gesprächen ausgewählt, nicht etwa auf Grund einer ihr inhärenten Besonderheit bezüglich Abläufe oder Inhalte, sondern um eine gut verständliche, gemeinsame und wiederholbare Basis für unsere Gespräche mit einem Kind in der »Latenz« zur Verfügung zu haben.

Das Gespräch mit dem auf einer kinderpsychiatrisch-psychotherapeutischen Abteilung hospitalisierten Knaben wurde vom Erstautor aus diagnostischen Gründen geführt. Hinter dem Einwegspiegel saß eine Gruppe von Simone teils bekannten Fachpersonen, mit denen zusammen die diagnostische Evaluation danach besprochen wurde. Simone waren die Örtlichkeiten bekannt. Er war vor dem Gespräch mündlich detailliert orientiert und um sein Einverständnis bezüglich des gesamten Settings gefragt worden. Simone war damit einverstanden, dass eine Gruppe von Personen hinter dem Einwegspiegel am Gespräch partizipierte und war auch darüber informiert, dass dieses Gespräch ein einmaliges Ereignis darstellte. Es ging also darum, einerseits eine bedeutsame Begegnung zu ermöglichen, andererseits aber auch, mit der Begrenztheit des Kontaktes so förderlich umzugehen, wie dies nur möglich war.

Um die Vertraulichkeit zu garantieren sind alle persönlichen Angaben (insbesondere auch diese zu seinem Umfeld) so weitgehend wie nur möglich verfremdet worden. Wir nennen den Patienten somit Simone.

Simone: Warum hören wir die dort drüben nicht?

Interviewer: Das ist so eingerichtet. Wir könnten sie aber nicht beachten.

(Es folgen Informationen über den Einwegspiegel und einen kleinen Nebenraum, in den man hingehen und aus dem man hinausschauen kann.)

Simone: Da ist man aber gut versteckt. Ich wäre froh, wenn ich dort drinnen (im Zimmer hinter dem Einwegspiegel) wäre.

Interviewer: Und wem würdest Du dann zuschauen?

Simone: Dir.

Interviewer: Mir? Aha!

Simone: Oder jemand anderem.

Interviewer: Ja? Und was würdest Du dann wissen, wenn Du zuschauen würdest?

Simone: Weiß nicht!

Interviewer: Bist Du ein guter Beobachter?

Simone: Mhh … Ja!

Interviewer: Ja? Du hast dir angewöhnt, Leute zu beobachten? Und Du möchtest eigentlich dabei sein, aber so, dass man dich nicht sieht. So wie unter einer Tarnkappe?

Simone: Mhm.

Interviewer: Und man dürfte dich nicht sehen, weil man nicht wissen sollte, dass Du etwas wissen willst?

Simone: (nickt) Wieso machen wir es nicht umgekehrt: Die sitzen hier, und wir sitzen dort drüben?

Interviewer: Ja, weißt Du – jetzt sind wir halt einfach mal so eingerichtet. Aber ich merke schon, Du möchtest gerne, dass die Dinge umgekehrt wären, dass wir diese Leute beobachten würden oder dass Du mich beobachten könntest …

Simone: Ja!

Interviewer: … Vielleicht können wir jetzt mal zurückkommen… was wir jetzt machen, ist ja einfach, nämlich dass wir uns gegenseitig ein bisschen kennenlernen ….

(Simone steht auf und untersucht eine kleine Nebenkammer mit einem kleinen Einwegspiegel.)

Simone: Warte mal, jetzt sieht man ja den Spiegel da … gar nicht.

Interviewer: Ja, gar nicht, dort ist es dunkel. Komm, setz dich bitte wieder hin.

Simone: Da sieht man ein bisschen durch.

Interviewer: Ein ganz kleines bisschen, ja.

Simone: Da ist es schwarz …

Interviewer: Also, das Ziel von dem, was wir zwei jetzt machen, ist, uns ein bisschen kennenzulernen. Und da bin ich froh, wenn Du …

Simone: Könnten wir etwas zeichnen?

Interviewer: Mhm… wenn Du mir ein bisschen etwas von dir zeigen magst…

Simone: Ja.

Interviewer: Magst Du mir vielleicht zuerst noch sagen, warum Du eigentlich zu uns gekommen bist?

Simone: Ähh … habe blöd getan!

Interviewer: Weil Du blöd getan hast? Kannst mir doch noch ein bisschen mehr davon erzählen? Was ist »blöd tun«?

Simone: Mhh … gell, Du willst mich nur drausbringen, so dass ich mehr sage?

Interviewer: Ich bin froh, wenn Du mir mehr sagst, aber drausbringen möchte ich dich nicht.

Simone: Doch.

Interviewer: Doch?

Simone: Doch!

Interviewer: Na, da tust Du etwas zu mir, weißt Du, einfach so…

Simone: Doch!

Interviewer: … und glaubst gar nicht, was ich dir sage.

Simone: Nein, überhaupt nicht!

Interviewer: Da haben wir schon ein Problem zusammen, siehst Du. Denn Du sagst, ich sei so, wie Du dir denkst, dass ich sei. Das heißt, Du kümmerst dich gar nicht darum, wie ich denn wirklich bin. Warum sollte ich Dich denn drausbringen wollen?

Simone: Einfach...

Interviewer: Was hätte das für einen Sinn für mich?

Simone: Weiß auch nicht.

Interviewer: Aber weißt Du, vielleicht gibt es etwas in Dir drin, was dich manchmal drausbringt?

Simone: Mhm....

Interviewer: Kannst Du dich gut konzentrieren?

Simone: Ja.

Interviewer: Ja? Du kannst an einer Sache dranbleiben?

Simone: (nickt)

Interviewer: Ja? Es gibt nichts, was Dich von Dir aus drausbringen kann?

Simone: Doch.

Interviewer: Was denn?

Simone: Wenn man mich immer nicht beantwortet.

Interviewer: Ich verstehe nicht ganz. Wenn man Dir keine Antwort gibt oder wenn man Dir immer Antwort gibt ...?

Simone: (nickt)

Interviewer: Dir soll man nicht Antwort geben?

Simone: (nickt)

Interviewer: Jetzt komme ich gar nicht mehr mit.

Simone: Ätsch!

Interviewer: Also, wir haben schon etwas Zweites kennengelernt, nämlich, wenn Du dafür sorgst, dass die andere Person...

Simone: ... zeichnen, zeichnen!!

Interviewer: ... wenn Du dafür sorgst, dass die andere Person nicht mehr drauskommt, dann kannst Du unter einer Tarnkappe bleiben. Das könnte ja heißen, dass Du eigentlich eine schreckliche Angst hast, man könnte Dich entdecken.

Simone: Hm... (verneinend)

Interviewer: Wenn Du unter der Tarnkappe bleibst, dann kann man ja nicht wissen, wer der Simone ist.

Simone: Doch.

Interviewer: Darf man das wissen?

Simone: Ja

Interviewer: Weil da doch ein starker Wunsch vorhanden ist, man solle wissen, wer der Simone ist?

Simone: Dass man wüsste, wer *Du* bist!

Interviewer: Okay, das darfst Du auch wissen, so lernen wir uns ein bisschen kennen, ja? Vielleicht machen wir das jetzt einfach mit einer Zeichnung.

Simone: Mhm…

Interviewer: Gut. Machen wir ein Zeichnungsspiel?[2] Ich mache einen Kritzel, und Du guckst, was Du daraus entwickeln magst. Dann machst Du einen Kritzel, und ich schaue, was ich daraus machen kann. Jetzt musst Du mir nur noch sagen, wer den ersten Kritzel machen soll.

Simone: Äh, Du!

Interviewer: Ich? Gut (Interviewer verfertigt einen Kritzel). Jetzt kannst Du daraus machen, was Du willst!

Simone: Ich verstehe nicht, was ich machen könnte.

Interviewer: Du kannst aus diesem Kritzel irgendetwas machen, nämlich das, was Du im Moment gerade möchtest. Du kannst ergänzend zeichnen, was Du willst.

Simone: (zeichnet) So, jetzt kommst Du dran.

Interviewer: Ja, was hast Du jetzt gemacht?

Simone: Weiß auch nicht.

Interviewer: Weißt Du, Du könntest etwas machen, von dem Du wüsstest, was es ist…

Simone: Okay, aber etwas viel Besseres als ein Kritzel…

Interviewer: Ja, wir müssen eben sehen…, dann machst Du etwas anderes. Ich war jetzt davon ausgegangen… Du könntest mal einen Kritzel probieren…

Simone: (malt längere Zeit)

Interviewer: Also, wenn Du sagst, etwas Besseres als ein Kritzel…hast Du das Gefühl gehabt, mein Kritzel sei nicht recht, nicht gut für Dich?

2 Damit ist das Squiggle-Spiel von D.W. Winnicott (1973) gemeint.

Simone: Ich verstehe nicht, was Du meinst (schüttelt den Kopf).

Interviewer: Aha, ja weißt Du, ich meine noch gar nichts, sondern der Kritzel ist nur etwas, woraus Du etwas gestalten kannst. – Jetzt hast Du ein Auto gemacht! Ein Auto, das vorne Licht und oben eine Antenne hat.

Simone: Mhm, das ist eine Antenne, wo ein Strubbel dran ist.

Interviewer: Wie meinst Du das, ein Strubbel? Also so eine Strubbel-Antenne?

Simone: Ja.

Interviewer: Mhm, möchtest Du mir etwas zu Deinem Auto erzählen?

Simone: Da kann man hier noch etwas Anderes zeichnen, hier vorne drauf.

Interviewer: Mh…?

Simone: Eine Hupe.

Interviewer: Aha.

Simone: Oder ein Autophon.

Interviewer: Ja?

Simone: (zeichnet)

Interviewer: Also vorne dran ist ein Lastwagen, wo draufsteht: KABEA.

Siehe Kritzel Nr. 1 am Buchende

Simone: KPA!

Interviewer: KPA, aha!… (*K*inder*p*sychiatrische *A*bteilung) – das heißt also, der hat mit unserer Abteilung etwas zu tun?

Simone: Mhm.

Interviewer: Und der hupt, weil der daran vorbei will?

Simone: Warte kurz (er zeichnet), ich muss etwas anderes dazu zeichnen, als was es jetzt ist…

Interviewer: Was möchtest Du jetzt? Auch KPA schreiben?

Simone: Nein, da muss ich etwas anderes schreiben als KPA – Krankenwagen!

Interviewer: Aha! Mhm.

Simone: Das ist gescheiter als KPA!

Interviewer: Also eigentlich wäre das ein Krankenwagen, der würde weiterfahren und der andere tut irgendwie den Weg ein bisschen…

Simone: … kurz noch etwas!

Interviewer: Mhm, wer ist denn im Krankenwagen?

Simone: Ein Notfallmann.

Interviewer: Ein Notfallmann. Ist etwas passiert?

Simone: Ja.

Interviewer: Was denn?

Simone: Ein Unfall!

Interviewer: Ein Unfall?

Simone: Auf der Autobahn.

Interviewer: Was für ein Unfall ist passiert?

Simone: Ein Autounfall.

Interviewer: Ah.

Simone: Ein Crash.

Interviewer: Und …

Simone: Er hat Sirenen angestellt. – Jetzt kannst Du etwas machen!

Interviewer: Ich möchte das erst noch genau verstehen, weil eigentlich… Du sagst, der hat mit der KPA zu tun. Das ist also ein Krankenwagen und der hat mit der KPA zu tun?

Simone: Ja.

Interviewer: Also, eigentlich ist da ein Unfall mit einem Kind geschehen?

Simone: Einem von der KPA!

Interviewer: Von der KPA?

Simone: Ja!

Interviewer: Und das sollte dringend Hilfe haben.

Simone: Ja.

Interviewer: Meinst Du, dürfte man auch sagen, der Simone erzählt mir eigentlich, dass er vielleicht dringend Hilfe braucht?

Simone: Dringend? (schüttelt den Kopf)

Interviewer: Nicht so dringend? Aber trotzdem?
Simone: Glaube ich auch!
Interviewer: Gut, das ist schon eine wichtige Geschichte, die Du mir erzählst!
Simone: Kann ich auch eine Straße machen?
Interviewer: Ja, aber warte, jetzt wäre ich dran, nein, jetzt wärest Du dran, einen Kritzel zu machen... Da schau ich mal, was ich aus diesem machen kann? Machen wir eine kleine Ausstellung?
Simone: Hm?
Interviewer: Hier unten (am Boden), wo wir das schön für uns mal angucken können. Jetzt könntest Du den Kritzel machen, und ich schaue mal, was ich aus diesem machen könnte.
Simone: (malt) Ein großer Kritzel!
Interviewer: Das ist ein großer Kritzel, richtig, ja!
Simone: Und ich weiß schon, was das ist.
Interviewer: Du weißt was? Ach so, dann kannst Du den Kritzel gerade selbst ergänzen, wenn Du möchtest.
Simone: Ein Wasser!
Interviewer: Hm?
Simone: Wasser.
Interviewer: Wasser, das was macht?
Simone: ... das nach oben geht.
Interviewer: Wellen meinst Du?
Simone: Ja.
Interviewer: Aha, Wasserwellen!
Simone: Warte, ich könnte noch etwas reinmachen (malt) – ich mal die Schuppen.

Siehe Kritzel Nr. 2 am Buchende

Interviewer: Mhm, also, in diesen hohen Wellen schwimmt der kleine Fisch?
Simone: Mhm!
Interviewer: Mhm.

Simone: Au, den Mutterfisch musst Du noch sehen, der ist groß (malt), ups, unten dran mache ich einen großen Fisch (malt).
Interviewer: Also eigentlich sind die beiden jetzt in einem stürmischen Meer.
Simone: Mhm.
Interviewer: Wo es hoch hergeht. Und wie kommen die mit dem Sturm zurecht?
Simone: Zurecht?
Interviewer: Ja.
Simone: Weil, da vorne wird es langsam nicht mehr kritisch, guck.
Interviewer: Ah, da wird es ruhig?
Simone: Ja.
Interviewer: Mhm.
Simone: Weißt Du, wieso kommt das so schnell?
Interviewer: Nein.
Simone: Kommt das so schnell?
Interviewer: Ich weiß es nicht.
Simone: Vom Wirbelsturm!
Interviewer: Ja?
Simone: Innen.
Interviewer: Der Wirbelsturm hat die hohen Wellen gemacht.
Simone: Aha.
Interviewer: Und dann ist er... aha... meinst Du, man könnte sagen, der Simone hätte vielleicht mit seiner Mami sehr stürmische Zeiten durchgemacht?
Simone: Hm... (schüttelt verneinend den Kopf)
Interviewer: Kann man nicht sagen?
Simone: Nein.
Interviewer: Das ist falsch, meinst Du?
Simone: (nickt) Ah ja, doch, doch.
Interviewer: Ist es doch richtig, ah ja?
Simone: Ah, was könnte man noch machen...
Interviewer: Dann ist das eine schwierige Zeit gewesen, die ihr gehabt habt ....

Simone:... und ich kann noch (malt, atmet laut, malt weiter)...weißt Du, kennst Du die, die da (berührt seinen Hals) dran einen Sack hat?

Interviewer: Ja, der Pelikan!

Simone: Ja, Pelikan, ich kanns aber nicht besser zeichnen.

Interviewer: Ja – ist aber gut!

Simone: Jetzt kannst Du mal etwas zeichnen (schiebt den Block zum Interviewer hinüber)!

Interviewer: Kannst Du mir noch etwas zum Pelikan sagen? Was macht der jetzt da?

Siehe Kritzel Nr. 3 am Buchende

Simone: Der möchte die Fische fangen.

Interviewer: Oh, jetzt haben die den Sturm zwar hinter sich, aber da, wo es scheinbar ruhig wird ...

Simone: Ja?

Interviewer: ... ist eine Gefahr da, und der Pelikan kann dann einen davon oder beide schnappen.

Simone: Ja, jetzt kommt noch etwas Gefährliches mit dem Pelikan.

Interviewer: Ah, ja?

Simone: Ja!

Interviewer: Was denn?

Simone: Ein Hügel, dies ist ein Mensch, in der Hand hat er ... ein Gewehr, weil er den Fisch beschützt.

Interviewer: Aha, und da könnte er jetzt auf den Pelikan schießen?

Simone: Ja!

Interviewer: Also, zuerst ist es lebensgefährlich für Dich gewesen und jetzt wird das lebensgefährlich für den da.

Simone: Mhm.

Interviewer: Aha.

Simone: Aber etwas könnte es auch noch geben.

Interviewer: Was?

Simone: Was könnte man noch machen? Ah ja. Da ist eine Wand, da steckst Du dann drin mit dem Kopf.

Interviewer: Mhm?

Simone: ... und die können auf die andere Seite des Meeres; die Fische müssen die bedrohliche Gefahr nicht erleben, sie können hier durch. Aber sie müssen weit hinuntergehen ... und dann weit hinauf, so weit wie sie hinuntermüssen.

Interviewer: ... wie sie hinuntermüssen.

Simone: Und dort, wie sie hinaufmüssen.

Interviewer: ... wo sie hinaufmüssen.

Simone: Bis dorthin.

Interviewer: Aha, und dort sind sie dann gerettet?

Simone: Ja, im anderen Meer oben.

Interviewer: Aha!

Simone: Könnte man noch eine andere Geschichte machen?

Interviewer: Ja klar... aber das ist ja schon eine tolle Geschichte, die Du mir da erzählt hast, eine ganz wichtige. Ich finde das eine sehr spannende Geschichte, die Du erfunden hast, Simone, wirklich!

Simone: Wie viele Geschichten könnte man machen?

Interviewer: Ja, eigentlich, so lange wir Zeit haben, jetzt noch eine gute halbe Stunde.

Simone: Wieso nicht länger?

Interviewer: Ja, weißt Du, dann ist unsere Zeit vorbei.

Simone: Was könnte man machen? Du machst mal etwas, auch ein Pelikan oder so, oder auch ein Fischlein.

Interviewer: Meinst Du, ich soll auch ein Fischlein oder einen Pelikan zeichnen? Ach, da mache ich mal etwas anderes? (Interviewer malt)

Siehe Kritzel Nr. 3 am Buchende

Simone: Ah, ein Fuchs!

Interviewer: Ah, den hast Du bereits gesehen? Diese Figur hast Du rasch gesehen. Unglaublich, wie schnell Du bist, wie schnell Du die Figur erkannt hast! Was meinst Du dazu?

Simone: Hmm, da könnte man unten drunter noch das Zeichen machen… und da könnte man noch … gibst Du mir mal den blauen Stift? (d. h. den Stift des Interviewers)

Interviewer: Mhm ... Moment!

Simone: (malt) … so einen kleinen, einen großen Spalt … ich will nur, siehst Du dann, was es gibt?

Interviewer: Da bin ich gespannt!

Simone: Da ist die Fuchshöhle.

Interviewer: Ach so!

Simone: Und der kommt nicht mehr da hinüber…, weil da ist ein Schatz, den er mit einer Schaufel ausgraben möchte, guck mal – wir haben eine Schaufel.

Interviewer: Mhm.

Simone: Und schau mal kurz, dies ist in der Nacht, als er das machen möchte.

Interviewer: Aha!

Simone: Und da mache ich ein Mündchen …

Interviewer: Ah…

Simone: So, und da ist das Maul.

Interviewer: Aha.

Simone: Da sind die Augen.

Interviewer: Mhm.

Simone: Da ist das Maul.

Interviewer: Mhm.

Simone: Jetzt wird es für den Fuchs ein bisschen gefährlich!

Interviewer: Aha …, warum denn?

Simone: Oder für den Fisch ein bisschen, mit spitzigen Zähnen, größer, so viele.

Interviewer: Mhm.

Simone: Wie kann man einen Haifisch malen?

Interviewer: Du hast ihn ja gezeichnet, das ist schon ein Haifisch, so, wie Du das gemalt hast, ist es schon gut.

Simone: Aber wie soll man einen Haifisch da draus machen?

Interviewer: Ja weißt Du, die sind auch so lang und dünn, und dann haben sie eine große Rückenflosse.

Simone: Meinst Du ...?

Interviewer: So ja, das ist schön.

Simone: Und dann da.

Interviewer: Und dann ein Dreieck, als Rückenflosse... mhm.

Simone: Und dann hat es noch da hinten ein Paar.

Interviewer: Ja, kleine Flossen hat es noch hinten... mhm.

Simone: und dann ..., wie kann man, äh, das Maul machen?

Interviewer: Ich glaube, dass das ein gutes Maul ist, das Du da gemalt hast, ich würde das ähnlich machen beim Haifisch, das geht vielleicht noch bis da hinten, weißt Du.

Simone: Bis da?

Interviewer: Mhm.

Simone: Die haben doppelte Zähne.

Interviewer: Mhm, eine doppelte Reihe.

Simone: Wieso eine doppelte?

Interviewer: Damit, wenn sie vorne abbrechen, sie immer noch eine haben. Die haben ganz viele Zahnreihen, nicht nur eine doppelte, die haben bis zu zehn Reihen!

Simone: Die haben Glück, die haben mehr als wir, weil, wir haben nur einmal Zähne!

Interviewer: Ja, zweimal, Du bist jetzt am Zähne-Wechseln, oder? Dir sind ja schon Zähne ausgefallen und jetzt hast Du neue!

Simone: Ne, aber ja, einen da hinten, da sind noch ein paar da.

Interviewer: Ja, aber da hast Du schon viele neue.

Simone: Mhm... Nochmal da, ein bisschen, da ein bisschen, und in der Mitte machen wir ein bisschen ... – da ist ein Totenkopf auf ihm.

Interviewer: Aha, hat er den aufgemalt oder ist das einer, den er halb gefressen hat?

Simone: Einer, den er gefressen hat, ein bisschen, oder er lebt noch.

Interviewer: Der lebt noch?

Simone: Ja, ein Mensch hat den rausgeholt und ein Pflaster darauf gemacht, guck, ein Riesenpflaster muss es sein (malt). Da, in der Mitte, ein bisschen Pünktchen, das ist das Pflaster, das er hat.

Interviewer: Der Totenkopf, der lebt noch, oder?

Simone: Nein, ich habe, der hat etwas darauf gezeichnet.

Interviewer: Ah, der ist darauf gezeichnet, und da hat der Hai ein Pflaster?

Simone: Ja, weil ihm jemand weh getan hat.

Interviewer: Aha.

Simone: Das ist eben sein Kind, hat schon ein bisschen kleine Rückenflossen, aber schon lange, guck.

Interviewer: Aha.

Simone: Es hat schon lange Rückenflossen, das Kind.

Interviewer: Ja, es ist schon ein richtiger Hai geworden, also, jetzt sind aus diesen zwei harmlosen Fischlein dort …

Simone: Mhm.

Interviewer: … plötzlich zwei Raubfischlein geworden!

Simone: Nein – oder doch!

Interviewer: Ja.

Simone: Das müssen wir verdoppeln mit dem, schau mal. Aber dann schwimmen sie doch auf dem Kopf, wenn sie da rein wollen.

Interviewer: Ach, das ist das da, aha.

Simone: Dann könnten wir das gescheiter machen: Auf dem Weg haben sie viel gegessen, dann sind es Raubfischlein geworden. Guck jetzt, da ist der Weg – dann sind es richtige Raubfischlein geworden. Zuerst ist es ganz schön gewesen, sie waren glücklich, und jetzt sind es ganz große – und aha, da ist der Fuchs mit der Türe. Machen wir noch eine andere Geschichte!

Interviewer: Ja, ich möchte nur noch ganz schnell etwas verstehen, nämlich, der Fuchs, der hat eigentlich den Schatz holen wollen und kann nicht hinüber?

Simone: Ja.

Interviewer: Warum kann er nicht hinüber?
Simone: Äh, weil da auch ein bisschen Wasser ist.
Interviewer: Aha, und da kann er nicht durchgehen.
Simone: Ja, und da auch.
Interviewer: Und da auch?
Simone: Das ist eben die Grenze, die sie abgesprochen haben, und wenn man da hinübergeht und den Schatz von ihnen ausgräbt, dann geht er k. o.
Interviewer: Also eigentlich weiß der Fuchs, wo es etwas ganz Kostbares gibt, aber er kann es nicht holen.
Simone: Hm. (verneinend)
Interviewer: Er kann es nicht.
Simone: Ja, aber dann hat er eine bessere Idee.
Interviewer: Ja.
Simone: Wo ist der blaue Stift?
Interviewer: Hier!
Simone: Gib ihn mir kurz!
Interviewer: Geht es da weiter, oder geht es auf ein neues Blatt?
Simone: Ein neues reicht. Dann hat er ein blaues Gewehr in der Hand, er schießt sie auch ab, guck jetzt.
Interviewer: Aha!
Simone: Das ist ganz nahe bei ihnen, die Patronen, guck!
Interviewer: Uiuiui – jetzt schießt er auf die Haie.
Simone: Ja, aber zuerst sind sie sehr harmlos gewesen für ihn, gell.
Interviewer: Ja, also…
Simone: Weißt Du, da, das ist eben der Kollege vom Fuchs, da ist eben die andere Seite vom Berg, und da hat er jetzt ein riesiges Loch gegraben für den Pelikan, dass er durchkommt, und da hat der Pelikan so ein großes Loch gemacht, guck!
Interviewer: Ja, aha.
Simone: Nur noch etwas muss er herausnehmen, das da, da ist das Brücklein, dann ist er fertig und kann durch.
Interviewer: Dann kann der Pelikan durch und kommt da raus.
Simone: Ja.

Interviewer: Dann ist der Pelikan beim Schatz, aber der Fuchs nicht.

Simone: Der Fuchs doch auch, weil er sie ja abschießt.

Interviewer: Aha, dann kann er durch, ach so!

Simone: Und er hat jetzt auch einen wertvollen Schatz vergraben, weißt Du was?

Interviewer: Nein?

Simone: Die Haifische.

Interviewer: Ah ...?

Simone: Oder: bessere Geschichte, um es abzuschließen. Das ist jetzt ein Stein, gell?

Interviewer: Ja.

Simone: Und da hat der Fuchs abgemacht, ich grabe diesen Schatz aus und Du den meinen.

Interviewer: Mit dem Pelikan hat er das abgemacht oder mit wem?

Simone: Nein, mit den Fischen.

Interviewer: Mit den Haien?

Simone: Ja.

Interviewer: Also die Haie und der Fuchs dürfen den Schatz ...

Simone: Ja, und dann haben sie noch eine Höhle gebaut, der Fuchs hat jetzt die Höhle da drin, und die haben jetzt die Höhle da drin, da haben sie Wasser hineingemacht, damit sie da durchschwimmen können, schau jetzt, jetzt ist es fertig!

Interviewer: Ja, die Haie sind immer wieder bedroht und dann gelingt es ihnen doch, immer wieder davonzukommen.

Simone: Ja.

Interviewer: Sie können sich immer wieder retten …

Simone: Und nachher, in der neuen Geschichte, wird es super lustig.

Interviewer: Gut, dann tun wir diese Zeichnung einmal hier hinunter.

Simone: Und die Geschichte wird jetzt sehr lustig.

Interviewer: Schön, da bin ich gespannt, also, wie sieht die aus?

Siehe Kritzel Nr. 4 am Buchende

Simone: So, da ist wieder das große, große Meer, guck jetzt, wieder so einen Stein, siehst Du es jetzt?

Interviewer: Also ja, das große Meer habe ich gesehen, und dann gibt es einen Fisch, das sehe ich auch.

Simone: Und sie sind verkleinert, guck, jetzt ist der kleinere von diesen (zeigt auf ein bereits gemaltes Bild) größer geworden und nun hat der ein kleines Baby gehabt, weißt Du warum?

Interviewer: Nein.

Simone: Weil die Mutter gestorben ist, und das ist das Mädchen gewesen.

Interviewer: Aha.

Simone: Guck, er hat ein sehr kleines Fischlein.

Interviewer: Aha.

Simone: Kann ich die Zeichnung hier mitnehmen?

Interviewer: Das möchte ich nicht, aber wir können eine Fotokopie machen, dann kannst Du die Fotokopie mitnehmen.

Simone: Aber so eine blaue, wo er richtig aussieht, grau ist nicht so schön.

Interviewer: Ja, das können wir leider nicht, der Fotokopierapparat macht sie schwarz.

Simone: Ah!

Interviewer: Also, da ist jetzt Zeit übers Land gegangen, die Mama ist gestorben und das kleine Mädchen ist zu einer großen Frau geworden, das ist jetzt einfach ein Bub, aber wie ist es zu diesem Baby gekommen?

Simone: Das sind jetzt Säbelfische.

Interviewer: Wie?

Simone: Säbelfische sind es.

Interviewer: Säbelfische, ach so, – und die können eine ganze Reihe von Babys machen, wie geht das?

Simone: Ja?

Interviewer: Ja?

Siehe Kritzel Nr. 5 am Buchende

Simone: Kennst Du diesen Fisch?

Interviewer: Das ist auch ein Hai, oder?

Simone: Ja, einfach eine andere Art.

Interviewer: Aha!

Simone: Kennst Du diese Art?

Interviewer: Ja, ich habe sie schon mal gesehen, das sind Hammerhaie.

Simone: Hammer...?

Interviewer: Hammerhaie.

Simone: Sind die wertvoll?

Interviewer: Ich weiß es nicht, aber es sind auf jeden Fall große und gefährliche Fische.

Simone: Wieso gefährlich?

Interviewer: Alle Haifische, weißt Du, fressen gerne.

Simone: Blut!

Interviewer: Und wenn sie Blut schmecken, dann besonders, ja.

Simone: Und der hat jetzt auch das Baby, einfach ein etwas Kleineres als vorher, und hat da schon so ein Maul, und dann geht's weiter, wo wir weitermachen können...

Interviewer: Was geschieht mit diesen zwei Hammerhaien?

Simone: Die werden immer zu einem anderen Fisch, immer ein anderer, anderer, anderer.

Interviewer: Aha.

Simone: Irgendwann sind es dann wieder die Gleichen.

Interviewer: Wenn wir vorher gesagt haben: Wie ist es denn mit dem Simone – kann der sich auch verwandeln und ...?

Simone: Ja, lieber werden.

Interviewer: Lieber – bist Du denn böse?

Simone: Gewesen!

Interviewer: Ja?

Simone: Aber jetzt merke ich es, dass ich es nicht mehr machen soll. Könnten wir nun etwas anderes spielen?

Interviewer: Sicher, aber sag zuerst mal, was hast Du denn Böses gemacht, Simone?

Simone: Ich weiß auch nicht mehr.

Interviewer: Ach so!

Simone: Die (d.h. alle Blätter mit den Kritzeln drauf) müssen wir dann zusammensetzen.

Interviewer: Ja.

Simone: Die Blätter... und das ist die fünfte Geschichte.

Interviewer: Ja.

Simone: Die fünfte.

Interviewer: Ja.

Simone: Gell, so geht eine fünf, auf der Seite?

Interviewer: Das ist jetzt ein bisschen verkehrt, eine normale Fünf wäre, von Dir aus gesehen, so, kannst Du das sehen?

Simone: Mhm,

Interviewer: Das ist jetzt spiegelverkehrt geworden, siehst Du's? Ja, das wäre das Richtige.

Simone: Okay, jetzt machen wir mal ein Spiel.

Interviewer: Wir haben nur noch fünf Minuten, also nicht mehr lange. Mich würde eigentlich noch interessieren, wie Du das gemacht hast, um nicht mehr böse zu sein.

Simone: Weiterentwickelt!

Interviewer: Ohh – weiterentwickelt! Verstehst Du denn, warum Du böse gewesen bist, was da eigentlich los gewesen ist?

Simone: Hmh. (verneinend)

Interviewer: Nein?

Simone: Hmh.

Interviewer: Hmh?

Simone: Ich möchte etwas spielen, das kurz geht.

Interviewer: Ich weiß nichts, was kurz geht. Könnten wir nicht einfach noch ein bisschen reden?

Simone: Hmh (verneinend). Ich habe eine andere Idee. Da gibt es doch einen Hai (zeigt auf ein Regal), oder nicht? Mit dem könnten wir doch ein bisschen spielen.

Interviewer: Also gut, bringe die zwei oder drei Spieltiere, von denen Du glaubst, dass Du mit denen spielen kannst, hierher.

Simone: Und auch das Krokodil da oben.

Interviewer: Wir fangen ja erst an, ein kleines Stückchen von Simone kennenzulernen. Ich habe bereits gehört, dass es irgendwo einen bösen Simone gibt, dann auch einen lieben Simone und der verwandelt sich …

Simone: Und irgendwann einmal auch einen geistlichen Simone!

Interviewer: Was ist ein geistlicher?

Simone: Dass ich geistig bin!

Interviewer: Ein Geist?

Simone: Dass ich unsichtbar bin.

Interviewer: Ach so, einen unsichtbaren Simone gibt's auch und einen, der die anderen gerne verwirrt und durcheinanderbringt. Da könnte ich mir aber vorstellen, dass es manchmal auch für Dich selbst verwirrend sein könnte. Wie bekommst Du denn den lieben, den bösen und alle anderen Simones zusammen unter einen Hut?

Simone: Weiß ich auch noch nicht.

Interviewer: Ja, das ist auch verwirrend. Würdest Du mit diesen (den Plüschtierchen) noch eine Geschichte machen wollen?

Simone: Ja, mit Dir!

Interviewer: Ja.

Simone: Du darfst dir einen aussuchen, ich bin diese zwei, nein, diese drei, und Du bist …, nein, ich bin diese drei, und Du bist diese drei.

Interviewer: Ich bin diese drei, also gut, wie fängt die Geschichte denn an?

Simone: Mit einem Eichhörnchen.

Interviewer: Wie?

Simone: Mit einem Eichhörnchen und dem Krokodil.

Interviewer: Ich bin also das große Krokodil und habe Hunger?

Simone: Nach mir?

Interviewer: Hunger, ich möchte fressen!

Simone: Nach mir?

Interviewer: Was immer es gibt, das möchte ich fressen.

Simone: Fleisch!

Interviewer: Ein Eichhörnchen, wenn es Eichhörnchen gibt.

Simone: Fang mich doch!

Interviewer: Ja, das kann ich ja mal probieren, aber das Tierchen ist mir halt viel zu schnell, weißt Du, ich bin ein ganz langsames Geschöpf, aber wenn ich Dich erwische, dann schnappe ich Dich.

Simone: Weißt Du was?

Interviewer: Nein.

Simone: Ich gebe dir Eicheln!

Interviewer: Das ist gut, dann fresse ich mal die Eicheln.

Simone: Entschuldigung, das ist aber eine unreife …

Interviewer: Das ist eine unreife gewesen, ja, das stimmt, die hat mir auch gar nicht geschmeckt.

Simone: Hallo, das ist mein Freund.

Interviewer: Ah, das ist der Herr Haifisch, was macht denn der Herr Haifisch in dieser Gegend? Haifische habe ich jetzt noch nie gegessen, das ist etwas, was ich nicht so gerne mag.

Simone: Und ich mag nicht so gerne Krokodile fressen!

Interviewer: Aha, in diesem Fall müssen wir uns einmal in bisschen aus dem Weg gehen, wir zwei.

Simone: Nein.

Interviewer: Du schwimmst, ich manchmal ja auch, aber ich kann umhergehen, das kannst Du nicht.

Simone: Wie?

Interviewer: Bist Du ein Eichhörnchen?

Simone: Ja.

Interviewer: Ach so!

Simone: Nein, ich bin kein Eichhörnchen, sondern ein Stinktier.

Interviewer: Uii – ein Stinktier! Da gehe ich schnell ins Wasser zurück, das mag ich nicht gerne, das habe ich gar nicht gerne. Von einem Stinktier wird man nur angespritzt, und dann stinkt man selbst, selbst wenn das Stinktier schon weg ist …

Simone: Hallo – wäh, wäh …!

Interviewer: Ah, da ist nun ein kleines Tigerchen, das würde mir so zum Fressen ganz gut schmecken.

Simone: Und ich habe Dich gern.

Interviewer: Ja, da könnte ich mal … (raufendes Kampfspiel)

Simone: (macht Geräusche mit dem Mund)

Interviewer: Ja, mit dem Tiger, da kann man ja spielen, den muss man gar nicht fressen, das ist ja eine lustige Sache, ach, da kommt noch ein kleiner Leopard und möchte auch noch mit dem kleinen Tiger spielen. Ihr zwei werdet es zusammen lustig haben!

Simone: Wollen wir Freunde sein?

Interviewer: Ja klar, aber, gibt es auch welche, die nicht unsere Freunde sind?

Simone: Von den anderen Tieren?

Interviewer: Ja, wie leben denn der kleine Tiger und der kleine Leopard?

Simone: Zusammen!

Interviewer: Aber, die möchten ja auch etwas fressen.

Simone: Ja, aber nicht die zwei, sondern die zwei.

Interviewer: Aha, der Hunger von diesen beiden ist gefährlich für diese zwei.

Simone: Aber das Krokodil frisst sie …

Interviewer: Mal gucken, uii, ein Haifisch, oh, ins Wasser können wir nicht, das ist nicht gut, da gehen wir uns lieber ein Eichhörnchen holen.

Simone: Ich habe es nicht gebraucht, dort, ich bin auch im Wasser.

Interviewer: Ah, das ist nicht gut, aus dem Wasser können wir nicht mehr zurück.

Simone: Jetzt bin ich wieder auf dem …

Interviewer: Ah, aber, das ist doch ein Stinktier, das ist gar nicht gut.

Simone: (lacht)

Interviewer: Jetzt, wenn wir Hunger haben, wir zwei …

Simone: Weiterentwickeln zum Eichhörnchen!

Interviewer: Ja so, ein kleines Eichhörnchen wäre noch gut.

Simone: Okay, da, eine Nuss auf den Kopf!

Interviewer: Uh, Nüsse, das ist nicht so gut, da muss ich vorsichtig sein, dass das nicht weh tut. Nüsse auf den Kopf, das ist nichts für dich, für Leoparden …

Simone: Aber für mich, immer eine Nuss, ham.

Interviewer: Also, das habe ich jetzt auch noch nicht gesehen, ein Haifisch, der Nüsse frisst, aber es gibt alles Mögliche, aber jetzt sag' einmal, jetzt haben wir einen Simone, der hier sitzt, und der kann auch ein Stinktier sein, kannst Du das verstehen? Ich verstehe das noch nicht. Der Simone scheint ein ziemlich komplizierter Mensch zu sein.

Simone: Ich habe … – das ist ein biblischer Name, Simone.

Interviewer: Das stimmt, was weißt Du denn noch vom Simone, dem biblischen?

Simone: Hm, ah ja, ich, der Simone, habe das Kreuz vom Jesus auf den Hügel hochgetragen

Interviewer: Ja, dann bist Du eigentlich ein ganz Starker?

Simone: Ich würde eigentlich so gerne dieses Eichhörnchen behalten dürfen!

Interviewer: Das verstehe ich – aber es muss hierbleiben, das kann ich Dir leider nicht mitgeben.

Simone: Wem gehört denn das?

Interviewer: Das gehört hier in das Zimmer, weißt Du, es gehört den Leuten, die sonst hier arbeiten…

Simone: Jetzt machst Du daraus Salami-Schnitten …

Interviewer: Ach, jetzt ist es so, als würdest Du auf deinem Eichhörnchen-Hunger sitzen bleiben, dabei hast Du doch einen recht gehörigen Eichhörnchen-Hunger …

Simone: Das Eichhörnchen hat Hunger?

Interviewer: Nein, Du hast Hunger auf das Eichhörnchen.

Simone: Ja.

Interviewer: Ja eben, jetzt muss ich Dich mit dem Hunger alleine lassen, so wie die zwei (Tiger und Krokodil) mit ihrem Hunger im Moment mal alleine sind …

Simone: Okay!

Interviewer: Der Hunger…

Simone: Da habt ihr für den Hunger … Fleisch!

Interviewer: Ja, das ist aber kein frisches Fleisch, das ist altes, ich möchte frisches Fleisch haben!

Simone: Okay, Krokodil komm …

Interviewer: Was ist denn?

Simone: Mhm …

Interviewer: Was denn?

Simone: Darf ich kurz in dein Maul gucken?

Interviewer: Ja, das ist aber gefährlich. Denn ich habe ein ganz großes Maul.

Simone: Ich möchte es nur angucken.

Interviewer: Was möchtest Du denn da gucken?

Simone: Ob Deine Zähne ganz sind.

Interviewer: Ja, die sind groß, und ich habe viele von diesen, pass' auf.

Simone: Ja.

Interviewer: Mit diesen kann ich schnappen!

Simone: Ja, mach auf.

Interviewer: Jetzt mache ich auf.

Simone: (macht Beißgeräusche)

Interviewer: … grade hätte ich noch ins Wasser fliehen können, jetzt haben wir plötzlich eine Kampfsituation…

Simone: Jetzt haben wir frisches Fleisch von einem Krokodil!

Interviewer: Das ist natürlich etwas anderes… da haben wir…

Simone: Wiedergeburt, jetzt esse ich euch!

Interviewer: Da wird ja nur gefressen. Alle fressen einen anderen.

Simone: Aber den Löwen hast Du noch nicht gespielt.

Interviewer: Nein, der Löwe ist noch gar nicht gekommen. Pass auf, jetzt macht er einen großen Satz, kommt hervor und sagt: Ich bin der Löwe!

Simone: Rückzug, ich habe Löwen gar nicht gerne, ich gehe viel lieber wieder ins Wasser.

Interviewer: Das ist vielleicht auch gut so…

Simone: Und ich vielleicht auch…

Interviewer: Auch richtig.

Simone: Und ich, ich gehe auf den Baum.

Interviewer: Gut, aber als Löwe ist man eben ganz alleine. Auch als Hai ist man alleine, da muss man gucken, dass man irgendetwas…

Simone: Da ist ein Eichhörnchen.

Interviewer: Ein Eichhörnchen?

Simone: Okay?

Interviewer: Ja, ein Eichhörnchen, das ist…

Simone: Weiterentwicklung zum Stinktier!

Interviewer: Oh, Stinktiere habe ich gar nicht gerne, nein, nein, nein ...!

Simone: Weiterentwicklung zum Haifisch!

Interviewer: Ja, Haifische sind im Wasser…

Simone: Ich bin jetzt draußen.

Interviewer: Das habe ich noch nie gesehen, ein Haifisch, der draußen umherlaufen kann, das…

Simone: Ciao, ciao, ich gehe jetzt zum… willst Du meine angucken?

Interviewer: Hm?

Simone: Willst Du meine angucken?

Interviewer: Nein, aber weißt Du, unsere Zeit ist jetzt abgelaufen, wir müssen dem Krokodil »ciao« sagen.

Simone: (stellt die Tiere in einer Reihe auf)

Interviewer: Also, auf Wiedersehen zusammen ihr drei.

Simone: Ciao.

Interviewer: Ciao. Ein bisschen konnte ich vom Simone erkennen, der Simone kann sich ganz schnell verwandeln.

Simone: Nur in Tiere.

Interviewer: Nur in Tiere, aber er weiß manchmal nicht, wie er all die verschiedenen »Simone-Teile« zusammenbekommt, die nebeneinander vorhanden sind. Vielleicht, Simone, ist das eine Aufgabe für diese Zeit, welche Du bei uns verbringst, dass Du versuchst, all diese Teile zusammenzufügen. So, jetzt gehen wir hinaus und stellen den Apparat ab.

Simone: Äh, ich möchte mal etwas angucken…

Interviewer: Wir müssen jetzt aufhören!

(Beide gehen zusammen aus dem Zimmer.)

Man hört Simone noch sagen: Die Notfallnummer der Sanität lautet 1112.

Interviewer: Ich habe es gehört: Notfall!

4. Anamnestische Angaben und Verlaufsdaten der Hospitalisation

4.1 Familienanamnese

Die Mutter stammt aus einem südlichen Land, lebt vom Kindsvater getrennt und hat seit mehreren Jahren keinen Kontakt mehr zu ihm. Der Vater der Mutter sei ein Alkoholiker gewesen und nach kurzer Krankheit früh gestorben. Die Mutter der Mutter habe ihre Kinder körperlich und seelisch misshandelt, habe keine Liebe zeigen können. Ein älterer Bruder der Mutter starb an einer Überdosis im jungen Erwachsenenalter. Sie sei wegen einer Essstörung, Depressionen und Suizidalität bereits als Adoleszente wiederholt hospitalisiert gewesen, sei in Heimen und Pflegefamilien aufgewachsen und habe in der Schule Klassen wiederholen müssen. Sie litt unter Bauchschmerzen mit Essstörungen und verweigerte immer wieder den Schulbesuch. Präpubertär wurde bei ihr ein *psychoorganisches Syndrom mit Hyperaktivität* diagnostiziert. Nach Schulabschluss begann sie eine Lehre, die sie abbrach, und war später als Küchenhilfe tätig. Es wurden diverse Wohnortswechsel genannt. Zu ihren Verwandten besteht kein Kontakt mehr. Ein Jahr vor der Geburt von Simone beging die Mutter einen ersten Suizidversuch. In jenem Jahr machte sie die Bekanntschaft mit dem Kindsvater. Die Eltern blieben wegen der Schwangerschaft kurz zusammen. Der Kindsvater trennte sich aber definitiv von ihr, als ihr Sohn 18 Monate alt geworden war. Drei Jahre danach kam es zur Scheidung. Zur Zeit des Interviews lebte die Mutter mit einem Partner zusammen, der an einer schweren chronischen Krankheit litt. Sie zeigte die Symptome einer Bulimie. Ein Jahr vor dem Interview war sie wegen eines weiteren Suizidversuchs und Depressionen in einer psychiatrischen Klinik hospitalisiert gewesen. (Es wurde bei ihr eine Borderline-Persönlichkeitsstruktur diagnostiziert.) Nach der Scheidung sah der Vater seinen Sohn zuerst alle zwei Wochen. Die Mutter war aber davon überzeugt, ihr Sohn sei während der Besuchstage im Alter von zwei Jahren vom Vater körperlich misshandelt und sexuell missbraucht worden – ein Verdacht, der von verschiedenen Stellen nie erhärtet werden konnte, aber schließlich dazu Anlass gab, dass der Vater den Kontakt zu seinem Sohn abbrach.

4.2 Persönliche Anamnese

Die Mutter beschreibt die Schwangerschaft als ungewollt. Zuerst habe sie diese als Magen-Darm-Infekt falsch gedeutet und später dann eine Abtreibung mit »Hausmitteln« erwogen und ausprobiert. Ab dem vierten Schwangerschaftsmonat habe sie unter Kontraktionen mit Blutungen gelitten, weshalb ihr Wehen hemmende Medikamente verabreicht wurden. In der Mitte der Schwangerschaft sprang sie, um ein Kind zu retten, in einen Fluss, wahrscheinlich aber auch in der mehr oder weniger bewussten Absicht, eine Frühgeburt bzw. einen Abort einzuleiten. Es kam schließlich zur Geburt per Sectio wegen Beckenendlage. Der Säugling litt unter einer atopischen Dermatitis. Die Mutter empfand große Angst vor einer Behinderung ihres Sohnes. Insgesamt präsentierte sich – für die Zeit der Schwangerschaft und Geburt des Patienten – das Bild einer vielfach traumatisierenden und emotional deprivierenden Situation.

Postnatal habe das Kind kein Blick erwiderndes Lächeln im dritten Monat gezeigt, später auch kein Fremdeln, jedoch habe er begonnen, sein Gegenüber anzustrahlen. Achteinhalb Monate lang wurde der Knabe halbstündlich gestillt. Er habe früh angefangen, eigene Worte zu entwickeln. Mit etwa 18 Monaten habe er übergangslos zu gehen und zu rennen begonnen, sei jedoch häufig gestürzt. Er habe sich oft selbst geschlagen. Bereits als Kleinkind habe er gerne »Polizei und Blaulicht« gespielt und stets seinen eigenen Willen durchsetzen wollen. Mit zweieinhalb Jahren litt der Patient unter Albträumen. Die Mutter berichtete, sie habe stets Angst gehabt, ihr würde das Kind gestohlen. Die Trotzphase im Alter von zwei Jahren empfand sie als ausgeprägt. Sie beschrieb heftigste Machtkämpfe zwischen ihr und ihrem Sohn. Simone besuchte eine Spielgruppe mit cerebral gelähmten Kindern.

Seit dem dritten Lebensjahr zeigte der Patient eine nur *minimale Frustrationstoleranz* und *aggressiv gefärbte, emotionale Ausbrüche.* Im Kindergarten sei der Kontakt zu anderen Kindern problematisch gewesen. Simone sei von der Lehrperson geplagt und oft vor die Tür oder in die Ecke gestellt worden. Er habe häufig unter *Bauchschmerzen* gelitten und eine *schlechte Konzentration* gezeigt.

In der ersten Klasse hielten die *Wutausbrüche* und das *impulsive Verhalten* weiter an. Simone fiel durch eine verminderte Aufmerksamkeit und tagträumerische Abwesenheiten auf.

Rasch nach der Einschulung fand eine Untersuchung im Schulpsychologischen Dienst statt. Ein erster Therapieversuch scheiterte. Es kam zur *Ausschulung* aus der Regelklasse u. a. wegen der zunehmenden Probleme zwischen der Schulleitung und der Mutter. Dann folgte eine pädiatrische Abklärung wegen eines fraglichen psychoorganischen Syndroms. Sechsjährig wurde beim Patienten im EEG eine leichte cerebrale Funktionsstörung festgestellt. Es folgten eine Unterbringung auf einer *pädagogischen Kinderstation* für zweieinhalb Monate und danach der Versuch einer begleitenden Familienbetreuung.

Siebenjährig wurde bei Simone eine *grobmotorische Reifungsverzögerung* diagnostiziert. Er ermüdete rasch und seine Konzentrationsfähigkeit war sehr wechselhaft. Bei gut strukturierten Situationen und persönlicher Zuwendung zeigte er jedoch eine gute und interessierte Mitarbeit. Die Mutter war der Ansicht, ihr Sohn sei ein Monster, das ihr schaden wolle, ständig provoziere, sich kaum beruhigen lasse, umherrenne, kreische und um sich schlage. Zu Hause herrschten unhaltbare Zustände.

Kurz nach dem siebten Geburtstag wurde Simone vom Hausarzt mit einem *Neurolepticum* behandelt, da er gedroht hatte, vom Balkon zu springen und sich umzubringen. Aus der normalen Schule war Simone bereits ausgeschlossen worden. Er hatte Einzelunterricht erhalten. Die damalige Diagnose lautete: *akute Dekompensation eines Aufmerksamkeitsdefizitsyndroms mit Hyperaktivität.* Kurz darauf folgte die stationäre *Aufnahme in einer universitären Kinderklinik* (Diagnose: ADHD, reaktive Bindungsstörung, Störung des Sozialverhaltens, Depression). Rasch kam es zur Verlegung und zu einem stationären Aufenthalt in der *Kinder- und Jugendpsychiatrischen Klinik*. Beim Eintritt erwies sich die Mutter als völlig erschöpft, hilflos und voll Angst. Sie ertrug die Situation nicht mehr, fand keinen Zugang mehr zu ihrem Sohn. Dieser sei eine Art Teufel.

Simone selbst nahm adäquat Kontakt mit den neuen Betreuern auf und spielte gern mit dem *Krankenwagen*. Er hing am Lebenspartner der Mutter und suchte bei ihm Körperkontakt. Die *Mutter zeigte eine Neigung zu projektiven Verzerrungen*, gab sich enorm hart und fordernd, war aber eigentlich sehr weich und gefühlsbetont. Sie wirkte absolut verzweifelt und am Ende ihrer Kräfte.

Testpsychologische Untersuchung: Cleverer, charmanter, erwartungsvoller Knabe, der um Aufmerksamkeit heischt. Provokative, freche oder abwertende Sprüche. Etwas distanzlos. Lotet sofort die Grenzen des Gegenübers aus und testet den Rahmen. Mit konsequenter Führung lässt sich Simone vordergründig problemlos motivieren. Er arbeitet bemüht und folgsam mit, verliert aber bald das Interesse. Er verfügt über ein nur reduziertes Konzentrationsvermögen, eine geringe Ausdauer und eine erhöhte Ermüdbarkeit. Verwendet viele Ausreden.

Großer Wortschatz, altersgemäßes Sprachverständnis, undeutliche Artikulation. Graphomotorisch retardiert. IQ zwischen 85 und 111, das heißt: durchschnittliche intellektuelle Begabung. Große emotionale Schwankungen. Depressiv, hilflos und ohne Orientierung. Versagensängste bis zur Resignation. Überspielt alles kompensatorisch mit Clownerien. Bleiben eigene Bedürfnisse unerfüllt oder unerhört, so greift Simone zur Suiziddrohung. Er täuscht ein unumstößliches Selbstvertrauen vor, ist aber in Tat und Wahrheit ein kleiner, schüchterner Bub, ein extrem beziehungshungriger Junge, der sich schnell beleidigt und abgelehnt fühlt, klebrige Annäherungsversuche unternimmt, eine gestörte Distanzregulation erkennen lässt und schlecht dosierte Kontaktwünsche zum Ausdruck bringt. Vieles bringt ihn aus dem Gleichgewicht, stört eine Pseudostabilität und bewirkt schnell aggressives Handeln.

Auf der Abteilung verhält sich Simone hyperaktiv und maniform. Seine Traurigkeit wird aber rasch spürbar. Er manifestiert Probleme mit der Nähe-Distanz-Regulierung. Nimmt mittels Frechheit und Kränkungen Kontakt auf. Der Gesprächsfaden reißt deshalb bald wieder ab. Keine Grobauffälligkeiten im Denken. Schon am ersten Abend körperlich aggressive Eskalationen wegen Nichtakzeptieren von Grenzen.

Nach einem Monat stationärer Behandlung: Die Mutter tritt einer Sekte bei, erlebt ihren Sohn weiterhin einerseits als Biest, andererseits als liebevollen, charmanten Knaben.

Simones Verhalten ist gekennzeichnet durch rasche Stimmungswechsel, Wutausbrüche, Distanzlosigkeit, eine verringerte Ausdauer und Konzentration sowie eine große Ablenkbarkeit. Er sucht mittels negativen oder sexualisierten Verhaltens Aufmerksamkeit zu gewinnen, verfügt aber auch über eine Fähigkeit, liebevoll und offen in Beziehung treten. Sein Selbstwertgefühl ist gering. Alles ist in »gut« und »böse« aufgeteilt. Das EEG ist unauffällig.

Knapp achtjährig, nach etwa einem halben Jahr stationärer Behandlung, verhält sich Simone *außerordentlich destruktiv*, zerstört Möbel. Auch in der Schule tritt er zunehmend *aggressiv-verweigernd und verbal extrem beleidigend* in Erscheinung. Er spielt destruktive Kriegsspiele mit »lustigen Krüppeln«, ist dann »selbst behindert«, fällt in Ohnmacht und stirbt. Oder er übernimmt im Spiel die Rolle des Teufels und will geschlagen werden.

Einige Zeit später ist er *emotional nur noch sehr schwer zu erreichen.* Er wirkt gleichgültig und provozierend zugleich, sucht extrem nach Grenzen und braucht eine Sedierung. Nun ist er zu Hause der Liebste, auf der Abteilung der Wild-Aggressive, Trotzig-Fordernde. Oder er spielt den Clown, ist aufgedreht und überzogen. Das Thema Sexualität steht – wie ein Aktivator – im Vordergrund. In der Schule lässt er sich nicht auf irgendeine Arbeit ein, fordert extrem viel Aufmerksamkeit und provoziert ständig.

In der Woche des Interviews fällt er durch ein endloses Mitteilungsbedürfnis auf, obwohl er recht gut in die Gruppe integriert ist. Zeitweilig zeigt sich ein Wille, etwas zu lernen. Er hält sich besser an Abmachungen. Immer wieder aber kommt es zu Wutanfällen, er zerstört Gegenstände, ist von Krieg und Waffen fasziniert, verkleidet sich als Frau, ruft nach Grenzen und sucht eine Vaterfigur.

Während der beiden nachfolgenden Monate (immer noch hospitalisiert) vermag er geordnet zu spielen. Seine Frustrationstoleranz scheint besser geworden zu sein, er provoziert aber immer noch, kickt und foult andere Kinder. Im großen Ganzen aber hält er sich an Abmachungen und erträgt Zurechtweisungen. In der Schule arbeitet er konzentrierter.

Die Mutter klagt über große Probleme an ihrer Arbeitsstelle und über finanzielle Probleme. Bei Konflikten zwischen der Mutter und ihrem Partner nimmt Simone die Schuld auf sich, er verbrennt sich freiwillig die Füße. Gegenüber Schwächeren verhält er sich oft dominant. Er verkleidet sich immer noch gerne als Mädchen, sucht einen Vater. Am Wochenende lammfromm, kommt er fröhlich und schwatzhaft zurück. Die Mutter geht inzwischen in eine eigene Therapie.

Immer wieder kommt es zu aggressiven Ausbrüchen mit Treten und Schlagen. Manchmal verweigert er sich. »Nein« ist dann die zentrale Vokabel. Während Phasen von Auseinandersetzung hält er sich kaum an Abmachungen, lässt sich nicht auf Gespräche ein, kann nicht reflektieren.

Kurz vor Austritt spricht er, nachdem er einen Feueralarm ausgelöst hat, erstmals über den Vater und ein Geheimnis, tut aber gleichzeitig so, als ginge ihn das alles nichts an. Sehr arrogant, verteilt Simone unglaublich böse Schimpfwörter. Bei vielen Auseinandersetzungen schlägt er auf Gegenstände ein, beruhigt sich aber schnell und zeigt zunehmende Integrationsversuche von bösen und guten Selbstanteilen.

5. Kommentare der Gruppenteilnehmerinnen und des -teilnehmers

Nach dem detaillierten Anschauen des Bandes und den langen Gesprächen über die verschiedenen Ansichten und Grundannahmen, denen wir dabei begegneten, beschlossen wir, jede der teilnehmenden Personen solle das Band und das Transkript noch einmal für sich anschauen und danach seine persönlichen Eindrücke auf dem Hintergrund der eigenen Grundannahmen niederschreiben, damit sowohl das Gemeinsame als auch das Trennende sichtbar würden. Die vier Kommentare wurden danach noch einmal zusammen besprochen, um Unklarheiten zu klären und das gegenseitige Verständnis bei aller Unterschiedlichkeit weiter zu vertiefen.

5.1 Kommentar 1 (Dieter Bürgin)

5.1.1 Anmerkungen zum Gebrauch von »Squiggles«

Allgemeines: Im innerseelischen Bereich eines Menschen entstehen Affekte, Gedanken und Bilder. Sie alle gestalten zusammen das jeweilige Erscheinungsbild eines bedeutungsvollen Dialoges. Ein bedeutungsvoller Dialog ist eine Voraussetzung für einen diagnostischen und therapeutischen Prozess mit einem Kind und einem Jugendlichen. Er wird von beiden Dialogpartnern getragen.

Das Schnörkelspiel (Squiggels) von D. W. Winnicott entspricht einer Modalität dieses Dialogs, ist ein Weg des »In-Kontakt-Tretens und -Bleibens« mit den bewussten und unbewussten Persönlichkeitsanteilen des Patienten. Was bei diesem Spiel geschieht, kann nur auf dem Hintergrund einer Theorie der Beziehungsentwicklung erhellt werden. Im gemeinsam »gehaltenen« Übergangsraum bleibt das Kind geschützt, es entwickelt sich Vertrauen, und es entsteht eine spezifische Atmosphäre, die Winnicott »heilige Augenblicke« nannte.

Ein Kind oder Jugendlicher bringt, bietet sich in angemessener Weise Gelegenheit hierzu, innerhalb der umschriebenen Gegebenheiten des professionellen Kontaktes seine gegenwärtigen Probleme und/oder emotionalen Konflikte bzw. Spannungsmuster zum Ausdruck. Damit liegt bereits eine Menge »Material« für eine psychodynamische Diagnostik und für eine mögliche psychoanalytische Behandlung vor. In einer therapeutischen Konsultation bekommt der Patient rasch zu spüren, dass ein Versuch unternommen wird, ihn zu verstehen, und er erlebt möglicherweise eine besondere Art der Kommunikation auf einem bedeutsamen Niveau. Manchmal ergeben sich dramatische Veränderungen, manchmal geht die Türe nur einen Spalt auf. Die Qualität und Bedeutsamkeit eines solchen Dialogs lassen die Bedürftigkeit, Fähigkeit und Motivation für das Sich-Einlassen in einen analytischen Prozess abschätzen und gestatten, sich ein Bild über vorliegende Ängste, Abwehren und Übertragungsbereitschaften zu machen und zu erkennen, wie und auf welche Art ein Patient von einem Analytiker Gebrauch machen kann.

Der Analytiker teilt sich bei diesem »acting« auf in zwei unterschiedliche Figuren: Er ist einerseits derjenige, der etwas tut, und er ist andererseits derjenige, der sich zuschaut und über das Produkt schließlich reflektiert. Analoges gilt für das Kind oder einen jugendlichen Menschen. Denn auch der Patient als ein Zeichnender (d. h. Handelnder oder einen Kritzel Ergänzender) verfügt über ein anderes Selbst, welches das handelnde Selbst beobachtet und das – oft kritisch oder zweifelnd wie der Analytiker – die Entstehung dessen, was zu Stande kommt, zu beobachten sucht.[3] Immer wieder wird deutlich, dass die handelnde Person schneller frustriert ist als die beobachtende.

3 Kentridge hat ähnliche Vorgänge beim Künstler beschrieben (2017).

Die Methodik der Kritzelzeichnungen nach Winnicott (1973b) ist also sowohl ein diagnostisches als auch ein therapeutisches Hilfsmittel zum Aufbau und Aufrechterhalten eines Dialogs. Das zutage tretende Bild entspricht einer visuellen Vergegenwärtigung der in den Übergangsräumen ablaufenden gemeinsamen Kreationen. Es führt hin zur Sprache und zu weiteren Bildern. Oft sind die Gestaltungen fürs Erste rätselhaft. Es taucht früher oder später bei beiden Protagonisten ein Wunsch auf, dem Entstandenen Sinn abzugewinnen. Je mehr eine Vorstellung eine spezifische Bedeutung erhält, desto mehr trennt sie sich von anderen möglichen Vorstellungen. Falls »plötzlich die Möglichkeit einer Verbindung« gesehen wird, wirkt dies wie ein Moment der Offenbarung (Kentridge, 2017, S. 67). Die eher peripher liegenden Ideen treten automatisch in den Hintergrund, können aber, genügend beachtet, durchaus relevante Bedeutungen kreieren.

Anhand des Erzählens von Geschichten über die angefertigten (gemeinsamen) Zeichnungen ergänzen Kinder und Jugendliche die ikonographischen und szenischen Mitteilungen, Probleme und Konflikte mit narrativen Elementen. Bleibt das Kind in dem so geschaffenen Übergangsbereich, der vom Dialog überbrückt wird, geschützt, so entwickelt sich eine spezifische Atmosphäre, welche die Gelegenheit für eine Begegnung auf einer neugeschaffenen Ebene enthält. Blockierte Entwicklung kann gelockert oder – im idealen Falle – in einen Fortgang des Entwicklungsprozesses umgewandelt werden. Das Kind selbst bekommt einen Einblick, was psychoanalytische Arbeit sein könnte. Der analytische Psychotherapeut wird in hohem Maße gefordert. Denn er ist in die Gestaltungen mit seinen bewussten und unbewussten Persönlichkeitsanteilen selbst direkt einbezogen. So muss er nicht nur handeln, sprechen und reflektieren, sondern auch rasche und tiefgreifende Identifikationen und Ent-Identifizierungen mit dem Patienten vornehmen. Ein besonders genaues Überprüfen der eigenen und der Gegenübertragungsanteile ist unabdingbar, da sonst die Gefahr eigener Projektionen und des Unterlaufens der Abwehr des Patienten besteht.

Geschichten von Kindern/Jugendlichen über die gemeinsam angefertigten Squiggle-Zeichnungen bieten eine Möglichkeit, Interventionen und Interpretationen, die auf diesem Material basieren (einer Verschiebungsebene), zu verbalisieren, bevor sie direkt mit der Übertragungs-/Gegenübertragungsebene in Verbindung gebracht werden. Das Schnörkelspiel ist somit keine therapeutische Technik, sondern ein hilfreiches Mittel zum Aufbau und Erhalten eines Dialogs, der sowohl lustvoll-spielerisch als auch schmerzlich und tiefernst zugleich ist.

Zur Theorie: Das leere Blatt Papier wartet auf Zeichen und Linien, die wir anbringen müssen, um Form und Bedeutungen zu finden. Wir sind dann gleichzeitig Erzeuger, Betrachter, Erklärung und Deuter. Wir versuchen der Welt »Sinn abzugewinnen, indem wir sie aus unterschiedlichen Fragmenten konstruieren«, d. h. wir empfangen sie nicht einfach so, »wie sie auf uns zukommt« (Kentridge, 2016, S. 28). Sie wird zur Zeichnung gebeten – einer Art Membran zwischen der Welt und dem Papier –, dann auseinandergenommen und schließlich neu zusammengesetzt. Sie trifft bei der Zeichnung auf ein Papier mit spezifischer Textur und Qualität, welche die Zeichnung auch mitbestimmt. Materialien verändern somit auch Gedanken. Die Zeichnung ist »ein Denken in einem Material«, eine Art Bedeutungsfindung im Material. Bilder machen eine Art Migration durch, wenn sie »von einer Form zu einer anderen reisen« (a. a. O., S. 41). Zeichnen wird auf diese Weise zu einer »bedeutungsgenerierenden Tätigkeit«, da sie aus unterschiedlichen Elementen Bedeutungen konstruiert (a. a. O., S. 43). Die Zeichnungen selbst lassen auf Grund ihrer Vieldeutigkeit einen »Raum des Zweideutigen« entstehen, sie öffnen Räume der Vorläufigkeit (a. a. O., S. 47).

Was geschieht, damit ein Bild und kein Gedanke entsteht? Die Zeichnung wird zu etwas, das »uns von etwas Bekanntem zu einem Bild, einem Ort, einer Einsicht führt, von denen wir nicht wussten, dass wir sie kennen« (Kentridge, 2016, S. 24). »Wir wissen, ohne zu wissen, dass wir wissen. Wir erkennen, ohne zu wissen.«

(Kentridge, 2019, S. 18) Eine Zeichnung »wartet darauf, gezeichnet zu werden« (a.a.O., S. 32), obwohl wir über eine Handlungsfreiheit verfügen, ob wir darauf eingehen möchten oder nicht. »In der Form schlummert [etwas], das darauf wartet, freigesetzt zu werden.« (a.a.O., S. 20) Das von außen Kommende begegnet uns, d.h. dem von innen Kommenden, auf halbem Weg. »Die Zeichnung wird zum Treffpunkt, aber auch zur Schwelle, an der uns die Wirklichkeit gegenübertritt […].« (a.a.O., S. 21) Wir stehen in der Mitte von zwei Realitäten. Licht und Schatten bilden Muster, produzieren gemeinsam Bilder, die bereit sind, auf den Betrachter einzuwirken. Die »Dinge werden erst durch Dunkelheit und Schatten für uns sichtbar […]« (a.a.O., S. 50).

Offensichtlich existiert ein Streben, außerhalb von Sprache und Logik (d.h. des Sekundärprozesses), über die Wege des Primärprozesses zu Bedeutungen zu gelangen. Freiheit und Gewalt sowie Erkenntnis und Nicht-Finden sind in einem Knoten verstrickt und können lange kein Ziel finden. Es geschieht etwas durch die Betrachtung und das Zusammenfügen von Zwischenräumen und Lücken. A priori allerdings ist aber meist kein logischer Zusammenhang von klar fixierbaren äußeren Punkten zu neuen Bedeutungen oder Formen zu finden. »Der Mensch sitzt in der Zwickmühle zwischen dem Wunsch, sich selbst der Außenwelt zu geben, und dem Bestreben, sich zurückzuhalten, seiner unzähligen Handlungen Spuren zurückzurufen, sie auszusortieren und auszulöschen«, d.h. sie ungesagt, unerinnert und ungeschehen zu machen (a.a.O., S. 27).

Wir sind imstande, Bilder »durch eigene Gedankensprünge zu vervollständigen« (a.a.O., S. 32). Das »magere Informationsangebot der Illusion… zwingt uns dazu, durch Ergänzungen zu etwas Erkennbarem vorzudringen« (a.a.O., S. 32). Immer wieder treffen wir auf Konfigurationen, in welchen einem Kind oder Jugendlichen, die sich von sich selbst ein Bild machen wollten, dieses von außen aufoktroyiert worden ist.

Wirres Denken ist nicht linear, kein Gedanke folgt auf den anderen, es gibt keinen gerichteten Bewusstseinsstrom, sondern der eine Gedanke geht solange irgendwo in den anderen über, bis sich schließlich ein Gedanke an die Spitze setzt und eine Richtung vorgibt. Oft steht für uns die physische Welt anstelle von Ideen und Vorstellungen, die wir unbewusst in uns tragen. Über die sinnliche Wahrnehmung laden wir die Außenwelt in unsere Innenwelt ein, wo sie in fragmentierter Form in Erscheinung tritt. Intrapsychisch ordnen, kombinieren und modifizieren wir die manchmal widersprüchlichen Elemente zu einem neuen Ganzen, indem wir sie aneinander anpassen. Denn wir stehen unter einem Druck, dem Wahrgenommenen Bedeutung zu verleihen. Dieses neue Ganze, eine Rekonstruktion, wird dann wieder, in Form von Zeichnungen, Produkten, Texten etc., in die Außenwelt versetzt (Kentridge, 2019).

Bilder ermöglichen es, Dinge gemeinsam und nebeneinander zu betrachten, bis die Entscheidung entsteht, welche Elemente die wichtigsten sind. Sind wir wie eine poröse Membran, welche alle auf uns gerichteten Projektionen empfängt und gleichzeitig selbst ohne Unterbrechung solche sendet? »Eine Zeichnung ist eine Membran zwischen der Welt, die auf uns zukommt, und unserer Sicht der Welt, die wir hinausprojizieren, ein Austausch zwischen uns und der externen Realität.« (Kentridge, 2016, S. 85) Zwischen dem inneren und dem äußeren Blick, den von innen und den von außen erfolgenden Projektionen, fungiert das Ich z. T. wie eine Membran, welche die hereinströmende Energie von beiden Seiten aufnimmt und – in Erwartung einer potenziellen Kollision – dem inneren »Wunsch des Materials, etwas anderes zu werden«, entspricht, so dass sich aus der Zusammenfügung einer Vielzahl unbekannter Variablen Formen, Bilder, Ideen oder Geschichten herausbilden können. (a. a. O., S. 75)

Alles ist auf Grund innerer und äußerer Kräfte einem Wandel unterworfen. Die inneren Kräfte drängen mit heftiger Bewegung nach außen, d. h. von innen wächst etwas hinaus, das außen auf die Form einwirkt, sie verändert und schließlich, mittels der Wahrnehmung, d. h. zurückgewendet, das Veränderte wiederaufnimmt und auf diese Weise in neuer Form zu sich selbst findet (a.a. O., 108). »Ein Bild

[muss] sich schrittweise ablagern, bis es mit Zeit gesättigt [ist].« (a. a. O., S. 117) Sich dem gestalterischen »Medium zu überlassen, ist außerordentlich wichtig, dem Medium zu folgen, wohin es uns führt, das Spiel des Mediums mitzuspielen. Kein Spiel, dessen Regeln wir im Voraus kennen… kein wahlloses Tun, sondern ein Eingehen darauf, was das Tun an uns heranträgt.« (a. a. O., S. 119)

Beim Endprodukt des Kritzelns ist es zwei Psychen (bzw. zwei Personen) gelungen, Unterschiedliches, d. h. Eigenes und Fremdes, in einer einheitlichen, illusionären Sicht, die gemeinsam geteilt wird, konstruktiv umschrieben zu einem Ganzen werden zu lassen. Scheinbar zusammenhangslose Einheiten werden, unter dem Druck der Beziehungs- und Entwicklungskohärenz, wie freischwebende Fragmente in eine spezifische Verbindung gebracht, die ähnliche Prozesse in der Psyche und dem Sprech- und Denk-Vermögen der beteiligten Protagonisten auslöst. Das scheinbar ziellose Gestalten bewirkt eine Veränderung des defensiv Stagnierenden und ermöglicht den Anfang einer fließenden Bewegung. Der bewusste Verzicht, das anfänglich Sinnlose zu beurteilen, schafft Raum für eine freie Entwicklung von Bildern, Ideen, Gefühlen oder Assoziationen. Im gemeinsam Entstandenen werden Teile von uns enthüllt, »die wir weder kannten noch ausdrücken konnten, ehe wir sie zu Gesicht bekamen« (a. a. O., S. 143).

Der Patient präsentiert uns ein Rätsel, für das er bisher keine bessere Lösung fand. »Die Antwort auf das Rätsel nicht zu wissen, eröffnet alle Möglichkeiten und lässt unterschiedliche Antworten denkbar werden.« (a. a. O., S. 153/4) Mit unserer Haltung, dem Patienten behilflich zu sein, drücken wir aber aus, dass seine Lesart der in ihm bestehenden Rätsel uns nicht als die allein mögliche überzeugt. »Das Rätsel hinterlässt mit der Lösung ein weiteres Rätsel zu Dingen, auf die es keine Antwort gibt.« (a. a. O., S. 154) Das Verschwinden der Sphinx, nachdem Ödipus das Rätsel gelöst hatte, eröffnete nur die Bühne für viele neue Rätsel.

Nehmen wir die Reise ins Unbekannte mit einem Squiggle-Dialog auf, so werden beide Protagonisten mit der unermesslichen Andersartigkeit des Anderen (und auch mit den Teilen in sich selbst, mit welchen man kaum je in Berührung kommt) in Verbindung gebracht. Es kommt zu einer Annäherung nach innen und nach außen. Das Bedürfnis, die entstehenden Fragmente zu einer ganzen Gestalt zusammenzusetzen, wächst. Die Diskrepanz zwischen dieser Energie und der defensiven Unfähigkeit, zu erkennen, wie dies oder wozu dies gemacht werden sollte, bilden die Kraft, welche um ein unbekanntes Zentrum kreist. Es geht um die Bewegung zwischen Potenzialität und Nichts, um den Grenzverkehr zwischen den Membranen des Ungewissen in uns selbst und denen des Ungewissen im Anderen. Wir werden begleitet von der Angst, dass mit jeder Entscheidung, in jedem endgültigen Ankommen eines Bildes oder Gedankens alle anderen Bilder oder Gedanken unterbunden würden. Dies bewirkt eine Tendenz der Ordnung, sich in Unordnung aufzulösen, und ebenso eine Neigung, etwas, unter Zuführung von Energie, aus Ungeordnetem in Geordnetes zu entwickeln. »Die Bedeutung ist immer eine Konstruktion, eine Projektion, kein fertiges Bauwerk – etwas, was gemacht … und nicht einfach gefunden wird.« (a. a. O., S. 211)

Squiggles und Grundannahmen: An einem Dialog sind mindestens zwei Realpersonen beteiligt, aber unendlich viele Figuren aus Beziehungsrepräsentanzen summen ihr Lied dazu. Die Etablierung eines Übergangsraumes einerseits, der weder zur einen noch zur anderen Realperson gehört, sondern von beiden (in eventuell unterschiedlicher Art) gebraucht wird, und das analytische Setting andererseits ermöglichen es, die darin entstehenden Gestaltungen spielerisch zu nutzen, um vorbewusste Inhalte affektiver, kognitiver, gestalterischer und transgenerationaler Art figürlich in Erscheinung treten und zum Teil auch zu Worte kommen zu lassen. Es konstituiert sich auf diese Weise ein psychoanalytischer Prozess in Miniformat, der diagnostisch und therapeutisch genutzt werden kann. Die Registrierung dieses Geschehens auf Video erlaubt – durch die wiederholte und gemeinsame Betrachtung/Anhörung der Aufzeichnung und im Austausch der jeweiligen Gesprächspartner untereinander – eine nachträgliche Klärung über die in Erscheinung getretenen Grundannahmen aller Beteiligter.

5.1.2 Anmerkungen zu Grundannahmen und unbewussten Phantasien

Es taucht natürlich rasch die Frage auf, ob *Grundannahmen* nicht dasselbe seien wie *unbewusste Phantasien.* Bevor wir uns einigen Überlegungen zu dieser Frage zuwenden wollen, soll das Konzept der unbewussten Phantasien, wie es bei Freud entstanden und von Melanie Klein weiter ausgearbeitet worden ist, kurz genauer betrachtet werden. Bereits in der *Traumdeutung* taucht das Konzept als die *Hintergrundstruktur* auf, *welche für die Symptombildung verantwortlich* ist:

> So manche Leistungen, über deren Vollziehung im Traume man sich wundern konnte, sind nun nicht mehr dem Traum anzurechnen, sondern dem auch bei Tage arbeitenden unbewussten Denken … Dies ist die Leistung gewisser unbewusster Phantasien, die wahrscheinlich sexuellen Regungen nachgeben, und … in den … Phobien und anderen Symptomen zum Ausdruck kommen. (Freud, 1900, S. 618)

Bereits ein Jahr später verknüpft Freud die unbewusste Phantasie mit dem *»déjà vu«-Erleben*:

> Jene psychischen Vorgänge, welche nach meinen Beobachtungen allein für die Erklärung des »déjà vu« verantwortlich sind, die unbewussten Phantasien nämlich … Die Empfindung des »déjà vu« entspricht, kurz gesagt, der Erinnerung an eine unbewusste Phantasie. (Freud, 1901, S. 295)

Einige Jahre danach werden von ihm unbewusste Phantasien im Zusammenhang mit dem *Tagträumen* und der *Möglichkeit des Bewusstmachens* betrachtet:

> Tagträume im Sinne von potenziell bewusstseinsfähigen Phantasien existieren ebenso unbewusst wie bewusst. Wurden sie verdrängt, so können sie pathogen werden, d.h. sich in Symptomen und Anfällen ausdrücken. Unter günstigen Umständen kann man eine solche unbewusste Phantasien noch mit dem Bewusstsein erhaschen. (Freud, 1908, S. 192)

Dann stellte Freud sich die Frage, ob es sich bei den unbewussten Phantasien um ein *primäres oder um ein sekundäres Phänomen* handle:

> Die unbewussten Phantasien sind entweder von jeher unbewusst gewesen, im Unbewussten gebildet worden oder, was der häufigere Fall ist, sie waren einmal bewusste Phantasien, Tagträume, und sind dann mit Absicht vergessen worden, durch die »Verdrängung« ins Unbewusste geraten ... Die unbewusste Phantasie steht nun in einer sehr wichtigen Beziehung zum Sexualleben der Person [...]. (Freud, 1908, S. 193)

Und er formuliert erneut den Zusammenhang zwischen unbewussten Phantasien und der *Symptombildung*:

> Die hysterischen Symptome sind nichts anderes als die durch »Konversion« zur Darstellung gebrachten unbewussten Phantasien ... die Technik der Psychoanalyse gestattet es, von den Symptomen aus diese unbewussten Phantasien zunächst zu erraten [...]. [Es ist] nun gefunden worden, dass die unbewussten Phantasien der Hysteriker den bewusst durchgeführten Befriedigungssituationen der Perversen inhaltlich völlig entsprechen [...]. (Freud, 1908, S. 194)

> [Wahrscheinlich existiert ein] Bestreben der unbewussten Phantasien, sich Ausdruck zu verschaffen [...]. [Ein Symptom entspricht] nicht einer einzigen unbewussten Phantasie, sondern einer Mehrzahl von solchen. (Freud, 1908, S. 195)
> [Symptome als Realisierungen von unbewussten Phantasien,] zeigen, dass für viele Symptome die Auflösung durch eine unbewusste sexuelle Phantasie, oder durch eine Reihe von Phantasien, von denen eine, die Bedeutsamste und

> Ursprünglichste, sexueller Natur ist, nicht genügt, sondern [es] zur Lösung des Symptoms zweier sexueller Phantasien bedarf, von denen die eine männlichen, die andere weiblichen Charakter hat, sodass eine dieser Phantasien einer homosexuellen Regung entspringt. (Freud, 1908, S. 197).

Schließlich hebt Freud auch noch die *rasche Veränderbarkeit* von unbewussten Phantasien hervor:

> Die Produkte dieser phantasierenden Tätigkeit, die einzelnen Phantasien, Luftschlösser oder Tagträume dürfen wir uns nicht als starr und unveränderlich vorstellen. Sie schmiegen sich vielmehr den wechselnden Lebenseindrücken an, verändern sich mit jeder Schwankung der Lebenslage, empfangen von jedem wirksamen neuen Eindruck eine sogenannte »Zeitmarke«. Das Verhältnis der Phantasie zur Zeit ist überhaupt sehr bedeutsam. Man darf sagen: eine Phantasie schwebt gleichsam zwischen drei Zeiten, den drei Zeitmomenten unseres Vorstellens. Die seelische Arbeit knüpft an einen aktuellen Eindruck, einen Anlass in der Gegenwart an, der imstande war, einen der großen Wünsche der Person zu decken, greift von da aus auf die Erinnerung eines früheren, meist infantilen Erlebnisses zurück, in dem jeder Wunsch erfüllt war, und schafft nun eine auf die Zukunft bezogene Situation, welche sich als die Erfüllung jenes Wunsches darstellt, eben den Tagtraum oder die Phantasie, die nun die Spuren ihrer Herkunft vom Anlasse und von der Erinnerung an sich trägt. Also Vergangenes, Gegenwärtiges, Zukünftiges wie an der Schnur des durchlaufenden Wunsches aneinandergereiht. (Freud, 1908b, S. 217/218).

In der ganzen *Freud-Klein-Debatte von 1943–44* standen der Begriff der unbewussten Phantasie und die entsprechenden Implikationen und Konsequenzen im Zentrum. Unbewusste Phantasien als Repräsentanzen früher libidinöser und aggressiver Beziehungen zu inneren und äußeren Objekten bzw. Partialobjekten, die zunächst auf Körpererfahrungen beruhen, bildeten den hauptsächlichsten Streitapfel.

Die frühesten und völlig unbewussten Phantasien bauen sich aus Teilobjekten, averbalen Versatzstücken, rein primärprozesshaft verarbeiteten Empfindungen, Denkabläufen, archaischen Affekten (Gier, Neid, Elimination) und/oder genetischen Anteilen auf. Melanie Klein vertrat die Überzeugung,

> dass unbewusste, primitive Phantasien – zunächst des Aufnehmens und Ausstoßens – vom Beginn des Lebens an mit den körperlichen Vorgängen und Triebimpulsen verknüpft sind, die sich auf ein Objekt richten. Primitive Objektbeziehungen sind Inhalt der unbewussten Phantasien. Durch diese ersten psychischen Mechanismen der Introjektion und Projektion wird eine innere Welt internalisierter Objekte aufgebaut – sowohl guter Objekte, die mit dem Lebenstrieb der Liebe des Kindes verbunden sind, als auch böser verfolgender Objekte, die den Todestrieb repräsentieren. Diese inneren Objekte, die als Teil des Ichs das frühe Über-Ich bilden, stehen in einem ständigen Austausch mit den realen Objekten, werden von ihnen beeinflusst, färben jedoch auch deren Wahrnehmung. (Cycon, 1994).

Melanie Klein selbst hielt fest, dass die *ganz frühen Phantasien wohl immer unbewusst* bleiben, insbesondere, wenn sie aggressiver Natur sind:

> Normalerweise bekommen wir nur verhältnismäßig schwache Anzeichen der Zerstörungstendenzen dem Objekt gegenüber, nur »Abkömmlinge« dieser Phantasien zu sehen. Die Annahme, dass diese ausschweifenden, auf einer ganz frühen Entwicklungsstufe ausgelösten Phantasien niemals bewusst werden können, könnte wohl zur Erklärung des Phänomens beitragen, dass das Kind den realen Objekten gegenüber die sadistischen Antriebe nur abgeschwächt zum Ausdruck bringt. Hiezu kommt noch die frühe Entwicklungsstufe des Ichs, auf der diese Phantasien einsetzen, und die noch unentwickelte, vorwiegend phantastische Realitätsbeziehung. Ein weiterer Grund dürfte wohl auch in dem Größen- und Kräfteverhältnis des Kindes im Vergleich zum Erwachsenen und in seiner biologisch gegebenen Abhängigkeit von diesem liegen, denn wir sehen ja auch, wie viel stärker leblosen Objekten, kleinen Tieren usw. gegenüber sich der Zerstörungstrieb des Kleinkindes äußert. (Klein, 1932, S. 196)

Auf *unbewusste Phantasien als primitivste Aktivität* der Psyche wies Klein auch vier Jahre später noch einmal hin:

> Die analytische Arbeit hat zweifelsfrei gezeigt, dass Babys im Alter von wenigen Monaten Phantasien zu entwickeln beginnen. Ich bin der Überzeugung, dass dieses Phantasieren die primitivste psychische Aktivität darstellt und Phantasien nahezu von Geburt an vorhanden sind. Es scheint, als ob das Kind auf jeden Reiz, den es empfängt, augenblicklich mit Phantasien reagierte – unangenehme Reize ausschließlich bloßer Frustration lösen Phantasien aggressiver Natur aus, während sich an befriedigende Reize Phantasien knüpfen, die um Lustgefühle konzentriert sind. (Klein, 1936, S. 79)

> Gefühle und Triebregungen des Säuglings sind von einer Art seelischen Aktivität begleitet, die ich für die primitivste halte; es ist dies die Phantasiebildung oder – umgangssprachlich ausgedrückt – das Denken in Wunschvorstellungen [...]. Solch primitives Phantasieren ist die früheste Form jener Fähigkeit, die sich später zu den komplizierteren Arbeitsweisen der Vorstellungskraft entwickelt. (Klein, 1936, S. 109).

Und schließlich wird von ihr auch der Zusammenhang von frühkindlichen, unbewussten Phantasien mit dem *omnipotenten Denken* hervorgehoben:

> Die frühen Phantasien, die die Gefühle des Säuglings begleiten, sind verschiedenster Art ... Die tatsächliche Befriedigung ist von angenehmen Phantasien begleitet, wohingegen bei Versagung und den durch sie ausgelösten Hassgefühlen destruktive Phantasien auftreten [...]. Der Säugling glaubt, was er sich in seinen Phantasien wünscht, habe wirklich stattgefunden; d. h., er fürchtet, das Objekt seiner destruktiven Impulse wirklich zerstört zu haben und auch weiterhin zu zerstören. Das hat für seine seelische Entwicklung außerordentlich schwerwiegende Folgen. Das Kind findet Unterstützung gegen diese Ängste in einer Art omnipotenter Wiederherstellungsphantasien: auch das hat für seine Entwicklung außerordentlich schwerwiegende Folgen [...]. Meiner Meinung nach beeinflussen diese Grundkonflikte tiefgreifend den

> Verlauf und die Stärke des Gefühlslebens erwachsener Individuen. (Klein, 1937, S. 110)

Man kann davon ausgehen, dass *Phantasien* sowohl imaginierte Erfüllungen von unbefriedigten Triebwünschen sind, die sich hauptsächlich um Trennung, Urszene, Kastration und Verführung drehen. Sie bilden aber in frühester Zeit auch *Schemata von angeborenen Einheiten* (Stern) ab, noch bevor der Denkapparat sich entwickelt hat (Bion), und formieren später den Grundstoff für Träume, für das Phantasieren und schließlich auch für den gesamten Primärprozess des Denkens.

Wir können wohl annehmen, dass *unbewusste Phantasien*, in Abhängigkeit von der jeweiligen Triebaktivität, den daraus entstehenden Wünschen, der Qualität der Objektbeziehungen, den entsprechenden Frustrationen oder Befriedigungen und nicht zuletzt auch von den Abwehren mitgestaltet werden. Es handelt sich somit einerseits um Produkte der *intrinsischen Reifung,* andererseits um Ergebnisse *extrinsischer Aktivität des Ichs*, d. h. von *Wahrnehmungen bzw. interaktiven Erfahrungen mit der Außenwelt (Entwicklung)*, die sich stets weiter differenzieren.

Je älter ein Individuum wird, desto gewichtiger wird der Erfahrungsanteil an der Qualität der unbewussten Phantasien. Denn das Ich durchläuft eine *kaum hormonalisierte Phase* der frühen und späteren Kindheit (infantile Sexualität), die Zeit einer relativ *raschen Hormonalisierung in der Adoleszenz* und den *Hormonabfall in der »Menopause«* (rascher bei der Frau, langsamer beim Mann). In diesen Zeitstrecken finden sehr unterschiedliche Hormoneinwirkungen auf das Gehirn statt. Entsprechender Weise zeigen sich auch unterschiedliche Trieb- und Bedürfnisintensitäten sowie veränderte Ich-Funktionsmodalitäten. Damit sind sämtliche Erfahrungsqualitäten im Umgang mit der Außenwelt an der Ausgestaltung immer neuer und weiterhin auch alter unbewusster, vorbewusster und bewusster Phantasien beteiligt. In unendlicher Vielgestaltigkeit und andauernder Variabilität entsteht so, als *Ergebnis zentraler intra-*

psychischer Aktivität, ein *Repertoire unbewusster Phantasien,* das schließlich das *eigene Denken* und auch die *interpersonalen Aktivitäten* mitbestimmt.

Auch *Grundannahmen* machen – so unsere Grundannahme – im Laufe des Lebenszyklus eine Entwicklung durch. Sie entstehen im Phantasieraum dadurch, dass sie, *abstrahiert und prototypisiert*, auf eine nächste und übernächste Konzeptualisierungsebene gehoben werden. Anfänglich bilden sie gleichsam eine *übergeordnete Summe zusammensinternder unbewusster Phantasien.* Im Verlaufe der Entwicklung aber werden sie einerseits durch die immer reicher werdenden *Erfahrungen (d.h. durch den Einbezug des Wahrnehmungsapparates und der Wahrnehmungsverarbeitung*) weiter modifiziert. Andererseits entsteht durch die *Überprüfung* der ersten Entwürfe von Grundannahmen innerhalb der komplexen Alltagsfunktionen des Ichs, in den sich entwickelnden Beziehungen und auch bei den Affekten, eine *Modifizierungsmöglichkeit.* Denn sie müssen sich für das Verständnis und das intrapsychische Einordnen von Erfahrungen über eine gewisse Zeit bewährt und eine gewisse Relevanz erworben haben. Grundannahmen formieren und *differenzieren* auf diese Weise *auch den Raum*, in welchem weitere unbewusste Phantasien entstehen können. Durch ihre Bewährung bei der Bewältigung des Alltags übernehmen sie damit auch mehr und mehr *ich-strukturierende Aufgaben.*

Verfügen die *eher bildhaft-konkreten unbewussten Phantasien,* auf Grund ihrer *mühelosen Verschiebbarkeit* und *einer raschen Veränderbarkeit,* über eine hohe Dynamik, die »gehalten« werden muss, um nicht auszuufern (was gegebenenfalls mittels der Grundannahmen geschehen kann), so sind die *eher abstrakteren Grundannahmen* durch eine viel größere *Stabilität, Gleichförmigkeit auf der Zeitachse und einen tiefgreifenden Einfluss auf die ordnenden, verstehenden und konzeptualisierenden Ich-Funktionen* gekennzeichnet. Auch Grundannahmen verändern sich somit im Verlauf des Lebenszyklus und erhalten innerhalb der Ich-Struktur zunehmend komplexere Aufgaben.

Grundannahmen bekommen einen *pathogenen Charakter*, wenn sie in unveränderter Form über Jahrzehnte gleichbleiben, d. h. wenn sie durch neue Erfahrungswelten, veränderte Ichstrukturen oder frische Beziehungs- und Abwehrkonfigurationen im Verlaufe des Lebens nicht eine Vertiefung erfahren, sondern als unbewusste Grundannahmen *in der gleichen Art wirksam bleiben* wie zu ihrer Bildungszeit. Langdauernde Erfahrungen in psychoanalytischen Prozessen, die Transformationen möglich machen, sind meistens auch mit allmählichen und vertiefenden Umgestaltungen bewusster und unbewusster Grundannahmen (und damit natürlich auch von unbewussten, vorbewussten und bewussten Phantasien) verbunden. Grundannahmen können nie bewusst geworden sein; wir sprechen dann von *primär unbewussten* Grundannahmen. Oder sie wurden verdrängt bzw. durch andere Abwehrmodalitäten ins Unbewusste verschoben; dann sprechen wir von *sekundär* unbewussten Grundannahmen. Die Reaktivierung von primär oder sekundär unbewussten Grundannahmen in der Übertragung und ihre Bearbeitung – auch mit Hilfe der Gegenübertragung, d. h. in der Beziehung und ihrer Klärung im analytischen Prozess – dürften den Ort darstellen, an welchem sich kleinschrittige, strukturwirksame Veränderungen einstellen können.

Je mehr Spaltungsmechanismen ein Kind, Jugendlicher oder erwachsener Mensch verwendet, desto mehr teilt er auch das Selbst in einen weiterhin durchschnittlich funktionierenden und in einen radikal veränderten Teil auf. Beim letzten sind viele Grundannahmen über die eigene Person, die eigenen Beziehungen und das eigene Sein völlig verändert.

»Wir werden von Tausenden ungedachten bekannten Grundsätzen bestimmt, die wir nie denken.« (Bollas, 2019, S. 211) Werden vorbewusste Grundannahmen formuliert, so verlieren sie ihre Zugehörigkeit zum ungedachten Bekannten und werden »dem Denken unterworfen« (a. a. O., S. 213).

Im analytischen Prozess wird der Großteil der persönlichen Grundüberzeugungen durchgearbeitet. Die Veränderung der Psyche durch infantil verzerrte oder psychotische Grundannahmen bewirkt strukturelle Veränderungen. Man kann versuchen, die geistigen Strukturen dadurch verändern zu helfen, dass jene Grundannahmen, welche zu einer Symptombildung Anlass gaben, zuerst durchgearbeitet werden. Die Summe der Basisannahmen eines Analytikers legt fest, wie er zuhört, worauf sich seine Empathie bezieht und wie er sich ganz basal als Mensch geben kann. Bei angemessenem Verständnis und genügender Rücksicht seinerseits werden Deutungen, welche auf herausgearbeiteten Grundannahmen des Patienten beruhen, von diesem nicht mehr als Gefahr erlebt. Es kann dann beobachtet werden, wie sich in einem Übergangsstadium der Patient »zwischen den früheren unbewussten Annahmen und den neuen, die sich aus der therapeutischen Arbeit ergaben«, hin und her bewegt (a.a.O., S.214/5). Je ausgeprägter eine Störung, desto größer ist die Notwendigkeit, die entsprechenden Grundannahmen durch Deutung zu transformieren. »Sobald der Therapeut einige der Grundannahmen analysiert hat, ist es, als kalibriere der Geist andere gestörte Axiome neu und [es fände] eine endogene intrapsychische Veränderung [statt].« (a.a.O., S.217) Solche Veränderungen werden erkennbar, wenn Denken, Emotionen, Phantasien und Verhalten eines Individuums neu anhand von veränderten und nicht mehr durch die ursprünglichen Grundannahmen gesteuert werden.

5.1.3 Das Interview

Ich möchte das Interview unter dem Blickpunkt betrachten, welche Grundannahmen wir mit dem *psychoanalytischen Setting* verknüpfen. Die Grundregel bewirkt eine *Wendung der Orientierung des Patienten in Richtung seiner Innenwelt*. Sie gründet auf der beidseitigen Akzeptanz einer *asymmetrischen Aufgabenteilung*. Als analytische Grundannahme existiert die Vorstellung, dass in einer *interpersonalen Kommunikation*, die nicht zielgerichtet ist und nicht nach den üblichen kommunikativen Regeln abläuft (nämlich alles zu sagen, was einem durch den Sinn geht), die *anscheinend wirren*

Abläufe im Intrapsychischen des Patienten durch eine der Psyche *zu Grunde liegende Funktions-Matrix, -Struktur und Interaktions-Dynamik* (inhaltlicher, emotionaler, triebhafter und abwehr- und überich-bestimmter Art) bedingt werden. Ebenso werden in jeder, vor allem aber auch einer neuen Begegnung *Beziehungsrepräsentanzen aus vergangener Zeit aktiviert*, in der Hoffnung, diese würden sich in der neuen Situation als Leitlinien auch *bewähren* und wären *angemessen. Zeitlose Vorgänge aus dem Primärprozess* werden durch die *Gesetzlichkeiten des Sprachlichen* in eine *zeitliche Reihenfolge* gebracht. Die *Sequenz der Abläufe* wird damit für den Analytiker selbst zu einer Information.

Das Interview beginnt – in einer Situation die doch eine mehr oder weniger deutliche Aufforderung des Sich-Eröffnens enthält – mit dem *Wunsch des Interviewers, sich kennenzulernen und zu erfahren, warum der Patient hospitalisiert ist,* sowie mit dem *Ansinnen des Patienten, zu zeichnen und vor allem, versteckt zu bleiben* (»Da ist man aber gut versteckt.«) und der gegebenen Situation mit der *Abwehrkonfiguration einer Rollenumkehr* zu begegnen (Interviewer: »Und wem würdest du dann zuschauen?« Simone: »Dir … Wieso machen wir es nicht umgekehrt?«) Das Motiv des *reflektierenden und des einseitig durchschaubaren Spiegels* wird vom Patienten eingeführt. Zudem verwendet Simone das Mittel der *Nötigung des Gegenübers zu einer projektiven Identifizierung* wie eine *erste Übertragungsbewegung*. Das Gegenüber wird – die Situation leicht verzerrend – als jemand erlebt, der den Patienten *»drausbringen«, verwirren* möchte. Der Interviewer wird also zu einer Figur aus der Repräsentanzen-Welt des Patienten. Er versucht, sich ein Bild davon zu machen, ob Simone diese Projektion auch *wieder zurückzunehmen im Stande* ist. (Interviewer: »… wenn Du dafür sorgst, dass die andere Person nicht mehr drauskommt, dann kannst Du *unter der Tarnkappe bleiben*. Aber das würde heißen, eigentlich hast Du eine schreckliche *Angst, dass man Dich entdecken könnte.*«) Simone spricht sehr klar aus, dass er für den weiteren Verlauf der Begegnung darauf angewiesen ist, zu *wissen,* *wer sein Gegenüber ist* (Simone: »[...] dass man wüsste, wer *du* bist!«) Schlimm für ihn wäre, wenn er auf *keine Resonanz oder kein Wahrgenommen-Werden durch den Anderen* stoßen würde (Simone: »Wenn man mich immer nicht beantwortet.«)

Simone will zeichnen, der Interviewer bietet ein Zeichnungsspiel (Squiggles) an, Simone setzt sich aber mit dem »zeichnen, zeichnen« durch. Allmählich gestaltet er ein *erstes Narrativ*, das eine Antwort auf die Frage des Interviewers (weswegen er hospitalisiert sei) darstellt: Ein *Auto mit Notfallmann und Sirene* kommt zu einem *Unfallfahrzeug der Kinder- und Jugendpsychiatrischen Abteilung* (auf der Simone hospitalisiert ist), da ein *Kind Hilfe braucht.* (Interviewer: »Meinst Du, dürfte man auch sagen, der Simone erzählt mir eigentlich, dass er vielleicht dringend Hilfe braucht?« Simone: »Dringend?« [schüttelt den Kopf]. Interviewer: »Nicht so dringend? Aber trotzdem?« Simone: »Glaube ich auch!«)

In der Zwischenzeit hat sich Simone offenbar vergewissert, dass er es wagen kann, sich in den Dialog *einzulassen* und das *Gegenüber als Erweiterung seiner Psyche* (eine Grundannahme des Interviewers) *zu gebrauchen.* Er beginnt, den *Fluss seiner Mitteilungen in einem gemeinsam geteilten Übergangsraum* (noch eine Grundannahme des Interviewers) *zu gestalten.*

So entsteht das Bild einer *durch einen Wirbelsturm aufgewühlten Wasseroberfläche (Wellen) mit einem großen und einem kleinen Fisch darunter. Der Wirbelsturm beruhigt sich* auf der einen Seite. Eine *Intervention* des Interviewers, die sich auf stürmische Zeiten von Simone mit seiner Mutter bezieht (Interviewer: »[...] meinst Du, man könnte sagen, der Simone hätte vielleicht mit seiner Mami sehr stürmische Zeiten durchgemacht?«), wird *erst verworfen*, dann vom Patienten *akzeptiert.* Nun gliedert sich eine *Serie weiterer Zeichnungen* an die erste an: Ein *Pelikan, der die Fische fressen will*, taucht auf (*Bedrohung*) (Simone: »Der möchte die Fische fangen«); dann aber auch ein *Mensch mit einem Gewehr, welcher die Fische beschützt.* Man kann *mit dem Kopf in der Wand stecken bleiben.* Sofern sie *weit hinunter* und dann wieder *weit hinauf* gehen, finden die Fische *Fluchtgänge* (Simone: »[…] und die können auf die andere Seite des Meeres; die Fische müssen die bedrohliche Gefahr nicht erleben, sie können hier durch. Aber sie müssen weit hinuntergehen … und dann weit hinauf, so weit wie sie hinuntermüssen.«) Der Interviewer führt einen *Fuchs* ein. Danach *möchte Simone dessen Stift* und malt damit eine *Fuchshöhle.*

Plötzlich gibt es einen *Schatz* (Simone: »Und der kommt nicht mehr da hinüber …, weil da ist ein Schatz, den er mit einer Schaufel ausgraben möchte, guck mal – wir haben eine Schaufel.«) Es wird *gefährlich* für den *Fuchs und die Fische* (Simone: »Jetzt wird es für den Fuchs ein bisschen gefährlich!«). Die Fische werden durch viel Essen zu *Raubfischen*, zu *Haifischen mit vielen Zahnreihen* (Simone steht im Zahnwechsel zur zweiten Dentition). Ein *Totenkopf* wird zum vieldeutigen Symbol: er steht für einen *Gefressenen, ev. Geretteten*, aber auch als Marke dafür, dass *dem Hai ein Leid* angetan worden ist (Interviewer: »Ah, der ist darauf gezeichnet, und da hat der Hai ein Pflaster?« Simone: »Ja, weil ihm jemand weh getan hat.«). Der Fuchs will den *Schatz holen*, kann aber zuerst nicht, weil er nicht durchs Wasser kommt. Inzwischen ist auch Gewissheit entstanden, dass es sich bei den Fischen um *Mutter und Kind* handelt (Simone: »Das ist eben sein Kind, hat schon ein bisschen kleine Rückenflossen, aber schon lange, guck.«). Es zeigt sich, dass Simone bereits eine *Fortsetzungsgeschichte* konzipiert hat, die *auf verschiedenen Blättern* angelegt ist. Es entsteht ein *»blaues Gewehr«* für den Schützen, mit dem geschossen wird (Interviewer: »Geht es da weiter, oder geht es auf ein neues Blatt?« Simone: »Ein neues reicht. Dann hat er ein blaues Gewehr in der Hand, er schießt sie auch ab, guck jetzt …Weißt Du… das ist eben der Kollege vom Fuchs, da ist eben die andere Seite vom Berg, und da hat er jetzt ein riesiges Loch gegraben für den Pelikan, dass er durchkommt, und da hat der Pelikan so ein großes Loch gemacht, guck!«). Durch ein Loch gelingt es dem *Fuchs* und dem *Pelikan, zum Schatz* zu gelangen. Der Fuchs (vom Interviewer eingeführt) verbündet sich mit den Haifischen (Simone-Produkte). Am Schluss können sich die Haie *retten.*

In der *Sequenz der Abläufe* schildert Simone eine *Geschichte von andauernder Bedrohung und Rettung einer Mutter mit Kind bei steigendem Aggressionspegel.* Es scheint, als wolle Simone sein *Gegenüber dafür nutzen*, diesem eine Art *symbolisierte Kurz-Vita* mitzuteilen. Mit *traumähnlichen Szenenwechseln* wird sowohl den Abwehr- als auch den Triebimpulsen Rechnung getragen.

Ein neues Thema tritt in den Vordergrund: *Kinder-Kriegen,* aber nach dem Tod der Mutter. Es bleibt unklar, ob dies für beide Geschlechter möglich ist. Simone möchte die Bilder mitnehmen (Simone: »Kann ich die Zeichnung hier mitnehmen?«) und muss die *Versagung ertragen*, was offenbar geht. Aus der neuen Mutter mit dem neuen Kind werden erst *Säbelfische*, dann *Hammerhaie* (Simone: »Und sie sind verkleinert, guck, jetzt ist der kleinere von diesen … größer geworden und nun hat der ein kleines Baby gehabt, weißt Du warum?« Interviewer: »Nein.« Simone: »Weil die Mutter gestorben ist, und das ist das Mädchen gewesen.«). Schließlich manifestiert sich das *repetitive Thema der dauernden Verwandlung und Variation.*

Finden wir hier den Wiederholungszwang als Abwehr oder Neubeginn? Dahinter zeigt sich der Wunsch, »lieber« zu werden, was durch *»Weiterentwicklung«* möglich sei (Interviewer: »Mich würde eigentlich noch interessieren, wie Du das gemacht hast, um nicht mehr böse zu sein?« Simone: »Weiterentwickelt!«).

5.1.4 Das Spiel mit den Plüschtierchen

Der nun erfolgende Szenenwechsel führt vom Zeichnungsspiel ins *Spiel mit Plüschtierchen,* bei welchem der Interviewer als Person noch stärker einbezogen wird. Simone registriert dabei *verschiedene Selbstanteile* (z.B. den »geistigen« Simone), seine *Neugierde* und auch den Wunsch, unsichtbar zu sein. (Simone zum Krokodil: »Darf ich kurz in dein Maul gucken?« Interviewer: »Ja, das ist aber gefährlich. Denn ich habe ein ganz großes Maul.« Simone: »Ich möchte es nur angucken.« Interviewer: »Was möchtest Du denn da gucken?« Simone: »Ob Deine Zähne ganz sind.«). Die *Mundhöhle* (Zahnreihen der Haifische, Zahnwechsel des Patienten), d.h. der Ort, an welchem auch die Worte herauskommen, scheint von besonderem Interesse zu sein.

Thematisch geht es einerseits um *Hunger und Fressen*, d.h. um oral-libidinöse (Hunger auch im Sinne von *Sehnsucht* nach) und oral-aggressive Strebungen (*auffressen*), andererseits um anal-aggressive Impulse (Stinktier). Interaktiv kommt ein *lustvolles Raufen* der Tiere (und damit symbolisch auch der beiden Protagonisten) zu Stande, das darin gipfelt, dass der Patient mit dem Gegenüber *Freund sein* möchte (Simone: »Wollen wir Freunde sein?«). Bei *spielerischen Fressorgien* erfindet Simone die *Wiedergeburt.* Statt sich gegenseitig zu fressen, kann man auch *Nüsse essen.* Erneut äußert Simone den Wunsch, *etwas Konkretes mitnehmen* zu können, erträgt aber auch hier die *Versagung* gut. *Wandel durch konstante Weiterentwicklung* wird vom Patienten propagiert. Aber er kann die Konfrontation mit der Tatsache, dass es schwierig sein wird, *alle verschiedenen Selbstanteile* (inklusive dem des *Kreuzträgers Christi* und des Wunsches, *unsichtbar* zu sein) zu einem *Ganzen zu integrieren, ins Auge sehen.* Unter der Türe, beim Hinausgehen, evoziert Simone – wie belanglos nebenbei, aber doch nochmals auf die Not aufmerksam machend – die *Notfall-Telefonnummer der Sanität*!

5.1.5 Abschließende Bemerkungen

Wenn wir der Grundannahme folgen, dass ein Patient prüfen muss, ob er das psychoanalytische Gegenüber »gebrauchen« und im Sinne von Winnicott für seine Entwicklung nutzen kann, so lässt sich sagen, dass Simone dies mit dem Interviewer in vertiefter Weise getan hat. Er hat gezeigt, dass er, nach anfänglichem Zögern, *einen schlaufenförmigen »emotionalen Fluss«* in Richtung Interviewer und zurück *zulassen konnte*, der, modifiziert durch eine komplexe, magisch-allmächtige Abwehraktivität, zum Transporteur vorbewussten »Bedeutungsmaterials« werden konnte. Seine *kreative Fähigkeit*, unter den gegebenen Lebensbedingungen den Beziehungshunger aufrechtzuerhalten und ihn zu gestalten, ist beachtlich. Dem Interviewer ist es, trotz *starkem Einbezug in die Interaktionen*, einigermaßen gelungen, die *analytische Position aufrechtzuerhalten*. Beide vermochten zusammen – sowohl gestalterisch als auch im Bedeutungsfluss – so etwas wie *»analytische Arbeit« in gegenseitiger Bezogenheit* zu leisten. Im Interview konnte ein *gemeinsam geteiltes Drittes* entstehen. Dieses (und dies ist eine weitere Grundannahme des Schreibenden) bildet ein weiterführendes, entwicklungsförderndes Agens.

5.2 Kommentar 2 (Anna Wyler von Ballmoos)

5.2.1 Einleitende Bemerkungen

Welches sind meine Grundannahmen, wenn ich mich mit klinischem Material beschäftige, und wie gestalten diese Grundannahmen die Art und Weise meines Hörens, Sehens, Aufnehmens und Verstehens des »Materials«?

Ich höre, sehe und lese das Geschehen und versuche in einer ersten Bewegung bei meinen *mir* eigenen Grundannahmen zu bleiben, die mir bewusst sind, die ich als Mensch entwickelt habe und die ich mir als Psychoanalytikerin angeeignet habe. Dieses Vorgehen erlaubt mir, das Geschehen in dieser Darstellung in meiner mir vertrauten Weise aufzunehmen, führt aber dazu, dass ich Elemente überhöre, übersehe, übergehe, so dass sich mein Verständnis für das Geschehen und für den Prozess einschränkt. Sobald ich mich in die Protagonisten versetze, entstehen zusätzlich Vorstellungen dazu, welche Grundannahmen die beiden Protagonisten geleitet haben mögen. Das heißt, das Material der Protagonisten wird mit meinen Assoziationen, Phantasmen, Annahmen durchsetzt, und ich werde nachträglich zu einem Dritten in diesem Prozess.

Die ersten Grundannahmen entstehen in der frühesten psychischen Entwicklung des Kindes durch Wahrnehmungsfunktionen und frühe Denkvorgänge, und sie erleichtern dem Kind den Weg von innen nach außen. Diese frühen sensorischen Wahrnehmungen verdichten sich zu Bildern, die Lust und Unlust auszudrücken vermögen. Sie gestalten sich als Kristallisationspunkte der frühen Grundannahmen und sie sind an der Ausgestaltung der Repräsentanzen beteiligt.

Die frühen Repräsentanzen und die frühen Grundannahmen erreichen durch das Subjekt im weiteren Leben durch Erfahrung und auch durch phantasmatische Tätigkeit des Subjekts Umformungen. Grundannahmen reifen, entfalten und entwickeln sich in der Beziehung zum Objekt.

In einem Übergangsraum wird das äußere Objekt in dieses Spiel des Austausches mit einbezogen und die entstehende Dyade ermöglicht dem Bedürfnis (Trieb) des Subjektes nach sozialer Interaktion, dem Austausch von innen nach außen nach innen »Nahrung« zu geben.

Repräsentanzen und Grundannahmen erfahren Reifung und ermöglichen die Entwicklung des Zeiterlebens. Daraus erschließt sich, dass es unterschiedlich reife Grundannahmen im Individuum gibt; so gibt es auch archaische Grundannahmen, die sich in der Wahrnehmung festmachen. Je reifer die Grundannahmen, desto abstrakter können sie werden. Reifung heißt auch, dass das Subjekt die Grundannahmen denken und in Sprache fassen kann.

Die Grundannahmen schreiben sich im Verhalten des Subjektes ein. Archaische und durch die Reifung transformierte Grundannahmen bilden ein Ordnungssystem, welches hilft, den sensorischen Input mit zu regulieren. Ich gehe davon aus, dass es im System »Grundannahmen« eines Individuums Grundannahmen gibt, die konflikthaft aufeinanderprallen, sich gegen andere wenden können.

Was bedeuten diese Überlegungen nun konkret für meinen Zugang zu diesem Interview in Bild, Ton und Schrift? Ich bewege mich entlang des Interviews und hebe die für mich erkennbaren Momente hervor, wo sich die Grundannahmen von Simone und/oder des Interviewers zeigen mögen. Dabei ging es nicht darum, diese Momente eingehender mit der möglichen Geschichte der Entwicklung der jeweiligen Grundannahmen von Simone zu verknüpfen, die sich aus der Vorgeschichte, der Entwicklung des Jungen erschließen könnten.

5.2.2 Zum Interview: Beginn

Ich versuche, dem Interview so zu folgen, wie ich mir denke, dass Simones und des Interviewers Grundannahmen im Zusammenspiel der intersubjektiven Beziehung auftauchen.

Simone ist »auf der Hut«. Er zeigt zum Anfang Misstrauen und macht seinen Wunsch, sein Begehren und seine Angst deutlich, mit dem Objekt, mit dem Interviewer, in Beziehung zu treten und gibt gleichsam und vielfältig folgendes zu verstehen: Das Objekt will etwas von mir und das empfinde ich als bedrohlich. Ich weiß nicht, was es will – aber was auch immer, ich gebe nichts preis und äußere den Wunsch, »durch den Spiegel« dem Objekt zuzuschauen.

Angenommene Grundannahmen von Simone[4]: »Ich habe keinen Durchblick«, »ich brauche Bilder«; »der Interviewer will mich ›drausbringen‹«; »es gibt in mir nur die Repräsentanz eines *fehlenden*, lebendigen Echos des zuverlässigen Objekts«; »ich verfüge nur über die Repräsentanz eines unzuverlässigen Objektes«. Damit verbunden sind weitere Grundannahmen: »Ich habe Angst, entdeckt zu werden, und empfinde gleichzeitig den Wunsch, gefunden zu werden.« »Das Objekt ist versteckt, nicht verlässlich, unsicher und kann Gefahr bedeuten. Es nimmt mir den Halt, will mich ›drausbringen‹.« »Das Objekt könnte intrusiv sein.«

Simone will nun mit Bildern etwas von sich zeigen, er will zeichnen. Ich lese das Interview – Simones Grundannahmen an dieser Stelle antizipierend – so, als sagte er: »Ich kann dem je-

4 Die formulierten hypothetischen Grundannahmen von Simone sind hier und im Folgenden in Anführungszeichen gesetzt.

weiligen Objekt einerseits nicht trauen; andererseits aber kann ich in diesem Raum ›der Übertragung‹ es doch wagen, meine Vorstellungen, Gefühle und Phantasien mit dem realen Objekt abzugleichen.« »Schwieriges kann ich nicht in Worte fassen, ich verfüge nur über Bilder, die ich nicht in Worte übersetzen kann. In diesem Zwischenreich, Übergangsraum, bin ich in Gefahr, verloren zu gehen (lost in transition; lost in translation); wenn die Bilder in Worte gefasst werden, wird es schlimmer. Ich habe keine sichere innere Sprache, keine sichere Identität.«

Der Interviewer scheint von folgenden Grundannahmen auszugehen: »Es gibt einerseits einen Wunsch von Simone, mich zu verwirren und andererseits eine unbewusste Strebung von ihm, mit mir in eine Interaktion zu treten.« »In diesen projektiven Mechanismen von Simone stelle ich mich als ›objet malléable‹ (verformbares Objekt) zur Verfügung, d. h. ich lasse es zu, verwirrt zu werden.«

Simone betont den Wunsch, an einem anderen Ort zu sein. Drinnen und draußen werden verwirrlich gebraucht. Er möchte nicht drausgebracht und nicht ausgeschlossen werden, sondern mit dem Objekt fusionär zusammen sein, wie sich dies später in seinen Zeichnungen und im Spiel dargestellt. Simone fürchtet, verwirrt zu werden, so wie er es wohl schon anderswo erfahren hat. »Es gibt Dinge, derer ich mich heute schäme (z. B. »blöd tun«). Ich will Dinge umkehren (drinnen, draußen), bin verwirrt und kann selbst auch verwirren (Wendung von passiv zu aktiv).« »Ich weiß nicht, wie ich mit dem Gegenüber in Kontakt kommen kann, weil ich nicht weiß, wer das Real-Objekt ist, ich habe dazu zu wenig sichere Objektrepräsentanzen.« Simone unterstreicht dies mit: »Man beantwortet mich immer nicht.«

Ich denke, der Interviewer geht davon aus, dass Simone beachtet werden will und sich gleichzeitig davor fürchtet. Simone will Kontakt zum Objekt, aber aus einer »sicheren Position«. Er will »wissen« und dabei sein, aber gleichzeitig »unsichtbar (Tarnkappe) und geheim« sein. Simone wiederholt den Drang und den Wunsch nach einer Beziehung zum Objekt und gleichzeitig signalisiert er

Angst davor. Wichtig ist in diesem Moment ein klarer Raum/Rahmen, den der Interviewer Simone zeigt, der den Kontakt erleichtert. Simones erster Kontakt in der Übertragung mit dem Interviewer besteht aus einer Abwehr mittels projektiver Identifizierung. Interviewer: »Ich bin nicht das verwirrliche Objekt, von dem Simone meint, ich sei es.« Simone projiziert seine Verwirrung auf den Interviewer, er möchte nicht erkannt werden. Der Interviewer kann weiter funktionieren, auch wenn starke Verwirrungsimpulse vom Patienten ausgehen; Interviewer: »Ich kann mich reparieren. Ich kann mich verformen lassen und mich wieder herstellen.«

Die Struktur eines Menschen kann homogen oder heterogen sein. Die Identität von Simone ist nicht homogen aufgebaut, sie setzt sich aus Teilstrukturen zusammen. In verschiedenen Zuständen zeigen sich verschiedene Kernidentitäten, verbunden mit verschiedenen Repräsentanzen. Simone hat nicht immer Zugang zu allen Objektrepräsentanzen.

In dieser Situation schlägt der Interviewer eine »Lösung« vor: das Squiggle-Spiel.

5.2.3 Squiggles

Erster Squiggle: Der Interviewer bereitet Simone einen Weg mit einem Squiggle-Spiel. Simone zeigt, dass er dieses Spiel nicht versteht, Kritzeln verwirrt ihn. Simone: »Ich brauche einen erkennbaren Gegenstand, ein Objekt, ein Bild. Ich kann ›etwas viel Besseres als einen Kritzel‹ machen.« Simone ist wieder in der Projektion von Verwirrung auf den Interviewer, der den Eindruck zu haben scheint, die »Nahrung«, die er Simone gebe, werde zurückgewiesen, sei nicht gut. Wenn er eine Intervention, eine Deutung mache oder auslasse, dann im Dienste davon, den psychoanalytischen Prozess zu fördern.

Simone findet zum Zeichnen zurück: »Ich habe die Möglichkeit, ein Objekt erschaffen zu können, das gut ist für mich, aber ich weiß nicht, wie ich das anstellen soll, denn, wenn ich versuche, ein Objekt zu erschaffen, dann gibt es einen Crash. Der Crash und Lärm mit den Sirenen bewirken Hilfe durch die Aktivierung von Notfallmechanismen (KPA-Auto). Dann erscheint ein Notfallmann (Interviewer), der für mich erlebbar werden kann. Ich trage viele Lasten in mir und ich bin Unfall geschädigt.«

Die von Simone nun empfundene Nähe zum Phantasmatisch-Destruktiven (Crash) wird für ihn unerträglich. Der Interviewer kommt nicht umhin, die paranoide Angst von Simone auszuhalten. Dieses Holding ermöglicht dem Subjekt die Entwicklung eines Narrativs. Das scheint für Simone nur im Hinblick auf das Objekt, d. h. in dessen Anwesenheit, möglich zu sein. Durch die Darstellung im Squiggle werden frühe Traumata in Simone wach. Simone: »Mit Narrativen kann ich mich aus gefährlichen Situationen retten.«

Zweiter Squiggle: Die von Simone nun empfundene Nähe zum Destruktiven (Crash) wird von ihm als unerträglich erlebt. Daraus folgt, dass er »etwas Großes« machen möchte, einen großen Kritzel, der die Sicht auf das Unerträgliche verbirgt. Er will über die Gestaltung des Bildes allein verfügen. Es entstehen Wasser, Wellen mit Mutterfisch und Kindfisch – aber schon wird es wieder beunruhigend, bedrohlich: ein Sturm zieht auf; von »innen«; Simone: »Ich kann das Destruktive, Bedrohliche nicht durch Themenwechsel zähmen. In mir drin ist ein Wirbelsturm, der hohe Wellen aufwirft. Ich spüre in mir heftige Affekte, Triebimpulse, denen ich nicht ausweichen kann. Ich weise die Deutung des Interviewers zur schwierigen stürmischen Zeit mit Mutter zurück, halte sie nicht aus.« Der Wirbelsturm und die Wellen sind etwas, was Simone selbst, seine Objektrepräsentanzen und auch das jetzige Real-Objekt betrifft. Simone probiert Ausweichversuche, nämlich Wogen zu glätten. Doch dann droht eine neue Gefahr vor verschlingender Vernichtung: Der Pelikan (Mutter-Repräsentanz? Vater-Repräsentanz?) erscheint in der Geschichte. Die Verschiebung auf das Dritte ist unbewusst ein Versuch, die Spannung im Feld zwischen den Fischen und ihrer Umgebung passager zu eliminieren. Aber der Dritte oder das Dritte ist auch gefährlich. Es soll vernichtet werden, aber auch Vernichtung macht Angst, da sie auch Simone treffen könnte. »Ich setze alles daran, um einer Vernichtung entgehen zu können. Um der Gefahr der Vernichtung (drohender Zusammenbruch) zu entrinnen, muss ich mit dem Objekt tief abtauchen, fusionär ins Unbewusste oder vielmehr ins Depressive. Danach muss ich wiederauftauchen, aber ich erlebe dabei eine depressive Verstimmung und Verwirrung. Jegliche Bewegung, die ich mache, um der Vernichtung zu entgehen, wird auch von einer Regression in den Objektbeziehungen (Selbstobjekt) begleitet. Innere heftigste Bewegungen können auch im Äußeren nicht gelöst werden. Das Bedrohliche ist überall, es führt zu ›fight‹ and ›flight‹. Simone zeigt nun deutlich, dass er Hilfe braucht.«

Mir scheint, der entstehende Übergangsraum erleichtere die Entwicklung der Übertragung (und ich denke, dass dies auch für den Interviewer so ist), was für Simone Hoffnung entstehen lässt, denn er zeigt erste Ansätze, den Interviewer als Objekt zu gebrauchen. Simone: »Eigentlich gelingt es mir nicht, innere Stürme zu beruhigen. Ich bin dazu auf die Hilfe des Real-Objektes angewiesen.« Simone empfindet die Stunde nun zunehmend als ein Erlebnis mit einem »guten« Objekt, das ihm »folgen« kann und soll, was in ihm ein Begehren weckt, mehr Dinge mit dem guten Objekt »Interviewer« zu erleben. »Ich kann das Objekt mit gefährlichen und lustigen Geschichten an mich binden, aber ich habe Angst, dass sich das Objekt entfernt, wenn es nicht mehr so lustig und gefährlich ist.« Dann besteht offensichtlich eine Gefahr drohenden Objektverlusts und von Mangel.

Dritter Squiggle: Simone möchte mehr Zeit mit dem Interviewer. Er hat anscheinend die Vorstellung, dass sich die Zeit mit Geschichten dehnen lässt. Der Interviewer zeichnet einen Fuchs, der von Simone rasch erkannt wird. Der Fuchs – erklärt Simone – braucht Schutz in einer Höhle und will einen Schatz finden. Ich verstehe den »Schatz« als »Schutz«. Simone (der Fuchs) erreicht den Schatz nicht, weil es da eine Grenze gibt. Das gefährliche Dritte, der Pelikan-Vater, kann zur Schatz-Mutter (ödipal), nicht aber das Füchslein-Simone. Auch für den Interviewer gilt es, die paranoide Angst von Simone auszuhalten.

In den Zeichnungen taucht nun ein gefährlicher Hai mit vielen Zähnen, Zahnreihen, auf. In dieser Stunde stellt sich Simone *gemeinsam* mit dem Interviewer einen Haifisch vor. Erstmals gibt es ein »Wir«. Simones aggressive Anteile tauchen auf (Zähne, die nachwachsen). Diese aggressiv/defensiven Werkzeuge multiplizieren sich omnipotent. Simone schreckt vor seiner eigenen Aggressivität zurück, nachdem er erfahren hat, dass er nicht nur eine Dentition hat. Auf eine Wunde am Bauch der Hai-Mutter wird ein Pflaster mit einem Totenkopf gelegt. Ich frage mich, ob es sich dabei um die Wunde nach der Geburt eines Kindes handelt? Das Pflaster soll etwas ausheilen lassen, markiert aber zugleich die Verletzung. Möglicherweise existiert mit einem sicheren Objekt bei Simone eine Phantasie, noch einmal geboren zu werden, noch einmal von Anfang an beginnen zu können.

Nun benennt der Interviewer die Tatsache, dass aus zwei harmlosen Fischen gefährliche Raubfische werden können. Ich höre das so, dass der Interviewer damit vermittelt, dass das Bedrohliche auf diese Weise nicht eliminierbar ist. Mit anderen Worten: der aggressive Hai, der gefährliche Anteil von Simone, bleibt dauernd bedrohlich; aber Simone entkommt der Bedrohung immer wieder. Magische Veränderungen sind für Simone einfacher zu erreichen als ein Durcharbeiten von Konflikten mit einem Realobjekt und nachfolgender Neu-Integration. Veränderung ist nur in dialogischem Austausch mit einem realen Objekt möglich.

Vierter Squiggle: Nun geht es um weitere Veränderungen. Der kleine Kind-Fisch-Simone wird groß und will Kinder machen – als Säbelfisch! Die Urszenenphantasie ist aber überhaupt nicht elaboriert. Dennoch geht es Simone um Veränderung. Simone möchte Veränderung als Verwandlung… immer wieder: Gefährliche Simone-Hai-Anteile sollen verwandelt werden, denn Verwandlung ist einfacher als Integration und Transformation. Aber

Simone hat eine Ahnung: Entwicklung und Zeugung gehen nur mit einem Objekt zusammen.

Der Interviewer kann seine Funktion, die durch die Übertragung des Patienten gestört, verzerrt, beeinträchtigt wird, wiederherstellen. In der Übertragung kann das reale Objekt mit dem Phantasma abgeglichen werden. Dann ist Transformation für Simone möglich.

Fünfter Squiggle: Die Verwandlung geht weiter: Mutter-Hai und Kind-Hai sind nun Hammerhaie, die sich immer weiter verwandeln. Transformation bedeutet für Simone »lieber« (liebenswerter) werden. Die magisch-phantasmatische Verwandlung ermöglicht eine Beruhigung und dient der Selbstregulation.

Simone macht eine potentielle, neue Erfahrung: »Ich kann eine neue Repräsentanz des Realobjektes nur dann entwickeln, wenn dieses anders ist, als meine bisherigen Objektrepräsentanzen.« Zum Ende der Stunde will Simone die Geschichten, die Stunde, das Erleben, nicht hergeben, sondern bewahren (Zeichnungen mitnehmen).

5.2.4 Spiel mit den Plüschtieren

Der Interviewer übernimmt die Rolle eines gefährlichen Tieres, das fressen will. Simone entwickelt im Spiel eine »als ob«-Angst wegen der vermeintlichen Bedrohung durch den Interviewer. Simone will diesen beruhigen und füttert ihn mit Eicheln. Dann entwickelt sich das Thema des Fressens und Gefressen-Werdens weiter, und es entsteht bei Simone eine leise Angst, dass auch von Simone gefährliche, aggressive Anteile ausgehen könnten und wie damit umzugehen wäre. Deshalb verwandelt er sich immer weiter zu anderen Tieren: Eichhörnchen, Stinktier,

Dem Interviewer geht es darum, die Verzerrung des Realobjektes durch Simone in der Übertragung zuzulassen und durch Rekonstruktion und Deutung aufzuheben. Er muss zum »bösen« Objekt werden und zeigen, dass er auch ein »gutes« Objekt ist. Simone hält nun ebenso eine Verwandlung vom Bösen zum Guten für möglich.

So kann Simone das Objekt gebrauchen, Verwandlung oder Weiterentwicklung anstreben. Aber er erkennt, dass es psychische Arbeit bedeutet, sich auf eine objektale Beziehung einzulassen. Dennoch erhält er sich eine Ahnung, dass Weiterentwicklung möglich ist. In diesem Zusammenhang kann die Phantasie entstehen: Ich, Simone, kann auch biblisch, heilig, geistlich, geistig, stark, unsichtbar sein und das Kreuz – (für ein Objekt/für sich selbst?) tragen. Eine magische Lösung eröffnet sich: Ich kann mich weiterentwickeln, dann verschwinden die »bösen Anteile«, die es für mich so schwierig machen, die so verwirrlich sind und dann werde ich zu einem geistlichen, zu einem unsichtbaren Simone. Es bleibt unklar, ob es sich hierbei um eine Imitation oder um eine Identifikation handelt.

Im Spiel mit den Tieren bietet der Interviewer an, dass die dritte Person nicht nur bedrohlich, nicht nur exkludiert, nicht nur unlustvoll sein muss – da dies einer vereinfachenden Reduktion ihrer Eigenschaften und Empfindungen gleichkäme – sondern, dass ihr viel mehr Freiheitsgrade und lustvolle Möglichkeiten zuzusprechen sind.

5.2.5 Abschließende Bemerkungen

In diesem Interview gelang es Simone mittels der Anwesenheit des Real-Objektes Interviewer ein bisschen unter der Tarnkappe hervorzuschauen und erste Integrationen (alles unter einen Hut zu bringen) zu versuchen. Die Bedürftigkeit und der Wunsch Simones nach einem entwicklungsfördernden Objekt tritt deutlich hervor. »Als Vergewisserung und Garant, dass ich diese Erfahrung wirklich erlebt habe, möchte ich das liebe Eichhörnchen mitnehmen.« Die Notfall-Nummer wird wichtig und bildet, zusammen mit der Ambulanz (KPA) zu Beginn der Zeichnungen, ein Art Rahmen der Begegnung.

5.3 Kommentar 3 (Kerstin Westhoff)

5.3.1 Einleitende Bemerkungen

Die Auseinandersetzung mit verschiedenen theoretischen Positionen innerhalb der Psychoanalyse, Diskussionen mit Kolleginnen und Kollegen im Rahmen meiner psychoanalytischen Ausbildung, die tägliche klinische Arbeit und selbstverständlich die eigene Analyse und Supervisionen haben meine analytische Denk- und Arbeitsweise geprägt. Die Frage nach meiner Identität als psychoanalytisch arbeitender Therapeutin, nach meinem »professionellen Selbst«, stellt sich für mich in einem permanent andauernden Auseinandersetzungsprozess zwischen theoretischen Grundpositionen und einer lebendigen klinischen Wirklichkeit.

Das akribische Hinterfragen der eigenen Grundannahmen anhand des uns hier vorliegenden klinischen Materials war für mich eine große Herausforderung. Einerseits gibt es den Aspekt der erarbeiteten und reflektierten Grundannahmen, welche meine Identität als Psychoanalytikerin ausmachen und mir in meiner analytisch-therapeutischen Haltung bewusst sind. Demgegenüber stehen komplexe, z. T. verwirrende Situationen mit dem jeweiligen Gegenüber in einer ganz spezifischen therapeutischen Situation, die eigene psychische Realität, aber auch rasante Veränderungen gegenwärtiger Lebensrealitäten, die in Interventionen einfließen mögen und für authentisches Arbeiten und situatives, flexibles Reagieren stehen. Die komplexe Mischung aus impliziten und expliziten Grundannahmen führt zu meiner persönlichen psychoanalytischen Arbeitsweise, die sich in ein mögliches Spektrum anderer psychoanalytischer Arbeitsweisen einordnen lässt und die ich versuchen möchte in einigen Aspekten sichtbar zu machen. Ähnlich wie meine Deutungen, Einfälle und Interventionen jedoch erst über beschwerliche Umwege in Sprache finden, bin ich dabei auf nicht unerhebliche Schwierigkeiten gestoßen. Zunächst hat mich die Arbeit in der Gruppe nochmals zum genaueren Nachdenken darüber geführt, was die Fähigkeit, analytisch zu denken für mich persönlich beinhaltet, aber auch inwieweit veränderte Lebensrealitäten unserer heutigen Gegenwart auch neue und andere Herausforderungen für die Psychoanalyse darstellen. Psychoanalyse bedeutet für mich keine handliche Methode, die mir über alle Zeiten hinweg dienstbar zur Verfügung steht. Sie ist für mich nicht der Born eines tiefen, alles in sich bergenden Wissens, den ich nur sachgemäß anbohren muss, um an die Schätze des Wissens heranzukommen. Sandler schreibt bereits 1983:

> Es ist ganz unmöglich dass eine umfassende Theorie alle *Erklärungsbestrebungen* befriedigen kann, und ich möchte nachdrücklich den Standpunkt vertreten, dass es eher ein *System von Vorstellungen* als ein konsistentes Ganzes ist, was die psychoanalytische Theorie konstituiert. Entscheidend ist nicht, wie die psychoanalytische Theorie sein, sondern was innerhalb des ganzen Korpus psychoanalytischen Denkens hervorgehoben werden sollte. (S. 580)

Denken und Emotionen haben eine Vorliebe für Abwege und Umwege, und Erkenntnisse überraschen uns oft an unscheinbaren Stellen. Für mich bedeutet analytisch zu arbeiten ein Denken, dass sich assoziativ fortbewegt, sich von unwegsamem Gelände nicht abschrecken lässt, nicht in sich selbst versinkt und sich etwas erfrischend Schwebendes bewahrt. Aus welchen Elementen aber speist sich nun der spezifische analytische Dialog und wie zugänglich sind sie uns? Aus der psychoanalytischen Grundannahme, dass ein Großteil des Seelischen nicht bewusst zugänglich ist, ergibt sich die Aufgabe einer spezifischen Balance im analytischen Dialog: dem Wechsel zwischen bewussten und unbewussten Prozessen ohne eine Überbewertung des einen oder des anderen. Gedanken und Einfälle entstehen nicht beliebig. Im oszillierenden polaren Spannungsfeld des komplexen analytischen Beziehungsgeschehens mit seinem spezifischen Setting entsteht vor dem Hintergrund meines technischen Wissens, meiner Person, meines Assoziierens, Fokussierens, dem Sprechen oder Schweigen ein spezifischer Raum des Hörens und der Aufmerksamkeit, der sich sowohl nach Innen als auch nach außen hin öffnet. Deutungen und Einfälle erscheinen mir also am ehesten sprachlich vermittelte, eigene Bilder evozierende und wiederum in Sprache gefasste Botschaften des eigenen Unbewussten und des Unbewussten des Analysanden zu sein, die zu hören oder wahrzunehmen mir häufig auch nicht gelingt. Aber wann und wie komme ich zu der Entscheidung, zu sprechen oder zu schweigen? Hier gehe ich an einem bestimmten Moment im Rahmen des analytischen Dialogs davon aus, dass meine Gedanken dem Anderen zumutbar sind. Der Rahmen eines analytischen Dialogs ist, im Gegensatz zur zufälligen sozialen zwischenmenschlichen Begegnung, explizit und wird von uns vorgegeben. Wir gehen dabei von der Grundannahme aus, dass er Schutz bietet, unbewusste Wünsche des Analysanden mobilisiert und durch den Rahmen ein psychoanalytischer Prozess in Gang kommt. Das analytische Setting wäre demnach »übertragungserleichternd« und besonders dazu geeignet, die unterschiedlichen Bewegungsformen der Übertragungen und Gegenübertragungen zu aktivieren, zu beobachten und zu reflektieren. Green (1975) hat davon geschrieben, dass der Rahmen so beschaffen sein sollte, dass er einen »durchlüfteten Raum« schafft, der »weder zu leer, noch vollgestopft« ist. Also einen Möglichkeitsraum, der so viel Präsenz und Abwesenheit verschafft, wie zur Repräsentanzen-Bildung notwendig ist, denn die Vorstellung des Objekts bildet sich in seiner Abwesenheit (Bion). Mit unseren Einfällen und Interventionen tragen wir zur Erhaltung des »durchlüfteten« Raums bei. Benennungen schaffen Platz und ermöglichen Bewegung im analytischen Dialog. Aber wann und warum bieten wir welches Setting an?

Ich gehe nun im folgenden Text von der bereits erwähnten Grundannahme aus, dass sich Gewissheiten und Sicherheiten nicht mit psychoanalytischem Denken vertragen. Psychoanalyse besteht also in meinem Verständnis in einem unaufhörlichen Fragen, was uns immer in die Nähe zu Unsagbarem und Unzugänglichem bringt, und sie stellt sich gegen vermeintliches Wissen und eine Überhöhung der Technik. Offenheit im analytischen Denken soll dabei selbstverständlich nicht als Idealisierung eines Nichtwissens verstanden werden, sondern als ständige kritische Reflexion trügerischer Gewissheiten.

Ich werde im Folgenden, anhand ausgewählter Sequenzen, auf die Bewegungen innerhalb der Stunde als Gesamtablauf eingehen und gehe mit diesem Prozedere davon aus, dass frühe Formen von Erfahrungen sich in einem narrativen Kontext verkörpern. Es werden Splitter und Versatzstücke bleiben, da bei jeder nochmaligen Auseinandersetzung mit dem klinischen Material neue Assoziationen, neue Aspekte und andere Blickwinkel auftauchen, und ich meinen Text aus diesem Grund als eine Art Werkstattprotokoll verstehe.

5.3.2 Stundenverlauf

Die Stunde beginnt für Simone mit einer Konfrontation mit den Rahmenbedingungen, unter welchen die Begegnung mit dem Analytiker stattfindet. Mit dem Rahmen wird eine Asymmetrie vorgegeben: Du sprichst – ich höre, Du hast Deinen Platz – ich habe meinen Platz. Wahrscheinlich sind die Rahmenvorstellungen der Protagonisten in einem analytischen Dialog anfänglich stets unterschiedlich. Die Einweg-Spiegelsituation, das Gefühl den Blicken anderer ausgesetzt zu sein, die zugewiesene Sitzposition, der vorgegebene Zeitrahmen, all das scheint Simone zunächst stark zu verunsichern, Befürchtungen zu wecken, bis hin zum Gefühl des Unheimlichen. Den einmal eingenommen Platz im »falschen« Sessel ist Simone nicht mehr in der Lage herzugeben. Bereits ist hier Übertragung im Spiel: Wie werde ich (Simone) mich fühlen in Gegenwart des anderen? Was wird er (der Interviewer) sagen, was werde ich sagen? Was für ein Mensch ist er? Der Rahmen, mit seinen Markierungen von Anfang und Ende, mit seinen Begrenzungen, wirkt offenbar für Simone zunächst bedrohlich, wie etwas, das ihn möglicherweise entgrenzt, also kein Drittes im positiven Sinne ist, sondern mehr auf ein angstmachendes Drittes verweist.

Der Interviewer lässt Simone nun explorieren, den fremden Raum erkunden, und es geschieht etwas Bedeutungsvolles. Er hilft Simone damit, über eine gemeinsame Erfahrung Bedeutung zu fühlen und zu finden. Simones offensichtliches Unbehagen wird damit beantwortet und vielleicht sogar geteilt? Die starken Affekte werden vom Interviewer aufgenommen. Das, *was* Simone fühlte, hatte für den Analytiker zu diesem Zeitpunkt offensichtlich Vorrang vor dem, *warum* es gefühlt wurde. Der Interviewer wird bereits hier, an dieser frühen Stelle der Interaktion, zu einem bedeutungsvollen Anderen, mit dem vielleicht auch Innenräume erforschbar und Gefühle benennbar werden, und es gibt den Versuch einer ersten Deutung:

Interviewer: *»Bist Du ein guter Beobachter?«*
S: *»Mhh ... Ja.«*
Interviewer: *»Ja? Du hast Dir angewöhnt, Leute zu beobachten? Und Du möchtest eigentlich dabei sein, aber dass man Dich nicht sieht? So wie unter einer Tarnkappe?«*
S: *»Mhm.«*

Simone scheint jedoch noch zu erregt, als dass eine Deutung auf dieser Ebene (nämlich der Erweiterung von Bedeutungen) bereits zu diesem Zeitpunkt tatsächlich von ihm aufgenommen werden kann. Wenn wir davon ausgehen, dass die Vorbedingung für erklärende Interventionen eine gewisse Fähigkeit ist, Angst und Schmerz zu tolerieren und Denken zu ertragen, könnten wir die Hypothese aufstellen, dass dies zu Beginn der Stunde noch nicht möglich war. Zunächst scheint der Interviewer Simones Verhalten – sich nicht zeigen zu wollen (die Tarnkappe) – als *Haltung* von Simone zu verstehen.

Interviewer: *»... und man dürfte Dich nicht sehen, weil man nicht wissen dürfte, dass Du etwas wissen willst?«*

Im Moment, als der Interviewer die Verunsicherung von Simone aufnimmt, als Verhalten, das Sinn macht und einen Anpassungswert hat, beginnt die Beziehung, beginnt Bindung aufzublühen.

Interviewer: *»... aber das würde heißen, eigentlich hast Du eine schreckliche Angst, dass man Dich entdecken könnte?«*

Simone ist an dieser Stelle in der Lage, einen ersten Wunsch an den Analytiker zu formulieren: *»... dass man wüsste, wer DU bist ...«*

Diese erste Sequenz führt mich zu dem Gedanken, dass es für Simone wohl einen Erwartungshorizont gibt, der sich aufspannt zwischen der Angst in eine Entfremdungssituation zu geraten mit dem Gefühl des Ausgesetzt-Seins und der Beziehungslosigkeit einerseits, sowie der Hoffnung und dem Wunsch, sich beantwortet und geborgen zu fühlen andererseits. Zunächst scheint Simone den hier vorgegebenen Rahmen nicht als Schutz, sondern als eine »Verweisungsfunktion« im Sinne einer ängstigenden, verwirrenden Grenze zu erleben. So scheint er sich plötzlich in einer Situation wiederzufinden, die Gefühle der Hilflosigkeit, Verunsicherung und Ohnmacht mobilisiert. Empfindet Simone hier eine radikale Differenz, ein »Minus«, einen Mangel, verbunden mit seiner Person im Gegensatz zum Interviewer (zum »übermächtigen« Anderen)? Der bipersonale Raum, der Ort der Kreativität, des Spiels und des Neuen ist noch nicht entstanden. Simone verwirrt den Interviewer, lässt ihn ins Leere laufen (*»... Ätsch«*), und es braucht eine gewisse Zeit, bis beide einen Anfang finden.

Das Anbieten von alternativen Bedeutungen (z. B. die *Tarnkappe*, oder: *»dann sagst Du, ich sei so, wie Du Dir denkst«*, oder: *»es gibt etwas in Dir, das Dich manchmal drausbringt«* und *»Angst, dass man Dich entdecken könnte«* usw.) scheint für Simone jene schmerzliche Differenz zu markieren, wo er den Interviewer wohl als wortgewaltig und übermächtig erleben mag.

Interviewer: *»Es gibt nichts, was dich draus bringt, von Dir aus?«*
Simone: *»Doch.«*
Interviewer: *»Was denn?«*
Simone: *»Wenn man mich immer nicht beantwortet.«*

Wie also möchte Simone beantwortet werden? In einer analytischen Begegnung gehen beide Dialogpartner ein gewisses Risiko ein, indem sie Worte aussprechen, deren Bedeutung praktisch unendlich sein und die sich mit großer Intensität aufladen können. Es ist die Erforschung eines potenziellen Abgrunds, der zwei Menschen trennt und gleichzeitig das Betreten einer Brücke, die beide miteinander verbindet. Beantwortet und erkannt zu werden (unter der Tarnkappe hervorzukommen) ist allerdings für Simone ein großes Wagnis, und so geht es zunächst ums Vertrauen und die Frage, was willst Du von mir, Interviewer? Für den Interviewer besteht hier wie in jedem Erstinterview oder jeder Stunde eines analytischen Dialogs das potenzielle Wagnis zu scheitern in der Gefahr, nicht in Kontakt zu kommen und ausschließlich am Manifesten zu bleiben.

Simone: *»Gell, Du willst mich nur drausbringen, dass ich mehr sage.«*
Interviewer: *»Ich bin froh, wenn du mir mehr sagst, aber drausbringen will ich Dich nicht.«*
Simone: *»Doch.«*
Interviewer: *»Mhm?«*
Simone: *»Doch.«*
Interviewer: *»... und glaubst gar nicht, was ich Dir sage.«*
Simone: *»Nein. Überhaupt nicht.«*

Simone versucht nun im Kritzelspiel ein gewisses »Gleichgewicht« herzustellen. Er möchte etwas zeigen, nämlich dass er schon viel besser zeichnen kann, *»etwas viel Besseres als einen Kritzel«*. Vielleicht könnte man mit Simone sagen: Ich habe zwar keine Verfügung über Dich Interviewer, Du bist kein Teil von mir.

Aber ich mache, indem ich selbst bestimme, was ich zeichne, aus einer passiven Erfahrung eine aktive. Simone lernt auf diese Weise etwas über sich selbst, aber auch über den anderen. Er erfährt hier, dass die Kombination eines anfänglich bedrohlichen Dritten (der Rahmen) mit der Erfahrung der Interaktion mit einer dritten Person (der Interviewer-Vater) mit *Anerkennung* einhergehen kann. Die Worte des Interviewers scheinen Simone somit auch die Anerkennung der Differenz zu ermöglichen:

Interviewer: *»... aber Du, das ist eine ganz tolle Geschichte, die du mir da erzählt hast, eine ganz wichtige, Simone, wirklich...«*

Nicht eine ohnmächtig und demütigend erlebte Unterordnung (so dürfte eine Grundannahme von Simone gelautet haben) findet hier statt, sondern eine neue Erfahrung wird möglich, die es Simone erlaubt, sich aus der Perspektive des Anderen zu sehen – nicht aufgeladen mit paranoiden Ängsten und Furcht. Simone scheint nun die Differenz viel besser ertragen zu können, und eine (zeitweise schweigende) Gemeinsamkeit zu genießen, ohne sich »unbeantwortet« und unbeachtet oder im Gegenteil verschmolzen und damit ebenfalls nicht-existent fühlen zu müssen.

Nun liegt die Voraussetzung für einen emotionalen Dialog vor, der genügend Bewegung und Spielraum lässt und Unterschiede außerhalb der Kategorien gut/böse, mächtig/ohnmächtig, besser/schlechter anerkennt.

Simone: *»Ich habe ... das ist ein biblischer Name, Simone.«*
Interviewer: *»Das stimmt, was weißt Du denn vom Simone, dem biblischen?«*
Simone: *»Ja, ich, der Simone, hat das Kreuz vom Jesus auf den Hügel hochgetragen.«*

Die Sprache ist ein Vehikel, sie fasst ein Gefühl in ein Wort und all diese Worte verbinden sich mit Emotionen – beglückenden, belastenden, ängstigenden. »Gefühl, Intuition, intellektuelle oder psychologische Eingebung«, schreibt Georg Steiner, »drängen von innen gegen den Rand der Sprache, können aber nicht durchbrechen zu vollständiger Artikulation […].« (2006, S. 47) Eine Grundannahme von Simone könnte sein, dass Worte potenziell gefährlich sind, eine Last tragen, die zu schwer, zu viel, zu bedrohlich für ihn ist. Gegen Ende der Stunde spielt sich dann folgende Szene ab:

Simone: *»Ich möchte etwas spielen, was kurz geht.«*
Interviewer: *»Ich habe gar nichts, was kurz geht. Meinst Du nicht, dass wir noch ein bisschen reden könnten?«*
Simone: *»Hm (verneinend). Ich habe eine andere Idee. Da gibt es doch einen Hai, oder? Dann könnten wir mit dem ein bisschen spielen.«*

Die eher rezeptive Haltung des Analytikers ermöglicht es Simone, Phasen des Schweigens oder Momente, in denen sich der Analytiker Notizen macht, nicht als Kommunikationsbrüche, sondern im Gegenteil als »Möglichkeitsraum« zu empfinden. Simone wagt es immer stärker, sich zu öffnen, in Erscheinung und in Kontakt mit dem Interviewer zu treten. Er muss sich nicht bedrängt und *»immer nicht beantwortet«* fühlen. Simone ist im Stande, eine komplexe, kohärente Phantasiesequenz zu entwerfen und sie auszugestalten. Er kann jetzt seine Zeichnungen und seine Sprache zum Gedankenaustausch verwenden und den Interviewer gebrauchen. Dieser vermag Simone mit einfachen, empathischen oder erläuternden Kommentaren, sowohl intellektuell als auch emotional, zu erreichen. Empathie meine ich hier nicht im Sinn einer Fähigkeit, von einer Welt in eine andere zu gelangen, sondern die gemeinsam geteilte Welt zu finden.

Nachdem am Beginn der Stunde eine unsicher-angespannte Stimmung vorherrschte, kann Simone am Ende der Begegnung gemeinsam mit dem Analytiker spielen: lustvoll und kämpferisch-vorpreschend, gierig – verschlingend, ängstlich – zurückweichend und auch zärtlich. Simone verfügt über eine hohe narrative Kompetenz, die allerdings zu Beginn der Stunde noch ganz im Dienste der Abwehr von Hilflosigkeit steht, sich dann jedoch zunehmend freier entfalten kann. Am Stundenende kommt auf berührende Weise die Hoffnung auf einen Dialog mit einem bedeutungsvollen Anderen zum Ausdruck, als Simone sagt: *»Ich hab Dich gern«,* und etwas später: *»... wollen wir Freunde sein?«*

Simone kann es nun wagen, all diese starken Gefühle und Wünsche zuzulassen. Er bekommt sie für den Moment und in Gegenwart des Interviewers *»unter einen Hut«.* Ambivalenz kann ertragen werden (das Eichhörnchen entwickelt sich zum Stinktier weiter), Verzicht wird geleistet, und es kann Abschied genommen werden.

5.3.3 Nachlese

Es ist unmöglich, über alles zu sprechen. Weder über eine abgeschlossene Analyse kann alles berichtet werden, noch über einen Stundenverlauf. Es ist unmöglich, alles zu denken und jeder Assoziation zu folgen. Ich habe in der Auseinandersetzung mit dem hier vorliegenden klinischen Material eine Auswahl getroffen und dabei die Erfahrung gemacht, dass sich punktuell ein emotional getragenes (subjektives) Gefühl von Stimmigkeit über die »Realität« der psychischen Vorgänge von Simone bei mir eingestellt hat und ich durchaus Schwierigkeiten hatte, einen einmal gedachten Gedanken, eine Assoziation wieder in Frage zu stellen. Mit Stimmigkeit meine ich in diesem Zusammenhang selbstverständlich nicht, dass »es stimmt« im Sinne einer »Wahrheit«. Auf jeden Fall hat mich die Auseinandersetzung mit der für mich wichtigen Grundannahme der Offenheit und Toleranz gegenüber dem Nicht-Wissen und Nicht-Verstehen dazu gebracht, nochmals zu hinterfragen, was meine freie Haltung in Analysen behindert oder fördert und wieviel Arbeit uns die Grundannahme, dass sich Gewissheiten und Sicherheiten nicht mit psychoanalytischem Denken vertragen, tatsächlich abverlangt. Dies wäre im Winnicott'schen Sinn der Ort, wo Kreativität und Spiel entstehen.

5.4 Kommentar 4 (Angelika Staehle)

5.4.1 Explizite Grundannahmen für die psychoanalytische Situation

Ich gehe davon aus, dass im psychoanalytischen Setting – in einem bi-polaren Feld – zwischen dem Patienten und dem Analytiker der Patient Elemente seiner inneren Welt zur Darstellung bringt. Beide, Psychoanalytiker und Patient, sind Akteure in einer gemeinsamen Szene, deren unbewusste Bedeutung über das Vorbewusste darstellbar und dann in Sprache gefasst werden kann und so dem Bewusstsein zugänglich wird. Wie die verinnerlichten Beziehungsrepräsentanzen externalisiert werden, hängt jedoch von der Ich-Reife ab und davon, ob es sich um Repräsentanzen handelt, die symbolisiert sind, oder um Erfahrungen, die durch frühes mangelhaftes Holding/Containment der primären Objekte eingekapselt in der Psyche von der weiteren psychischen Entwicklung ausgeschlossen wurden. Diese sind nicht durch Worte mitteilbar, sondern zeigen sich in Handlungen (Rhythmus, Geschwindigkeit) und über den Körper wie Gestik, Mimik, sensorischen Empfindungen und Erregungen. Aus der Atmosphäre in einer Stunde lassen sie sich oft nur erschließen.

Ich versuche in der Stunde mit dem Patienten nicht nur aufzunehmen, was er mir mit Worten mitteilt, sondern mich mit allen meinen Sinnen und meinem Körper als Resonanzboden zur Verfügung zu stellen. In meinen Interventionen versuche ich, was ich höre, sehe und spüre, in beschreibender Form in Worte zu fassen. Ich verstehe das analytische Setting als einen Raum, der zunehmend ermöglicht, dass der Patient den Analytiker gebrauchen kann und mit ihm etwas gemeinsames Drittes entstehen kann. Die Qualität und die Funktion des Dritten können dann untersucht und bearbeitet werden. Aus dem Raum mit zwei vereinzelten Personen wird ein von beiden geteilter intermediärer Raum. Das heißt, ein Raum, der von keinem dominiert wird, in dem jeder Raum für das je Eigene hat. In Anspielung an den »gut durchlüfteten Raum« von André Green, ein Raum, der Luft zum Atmen lässt.

Welche basalen Grundannahmen liegen meinem Verständnis der psychoanalytischen Situation zugrunde? Der Mensch braucht von Beginn des Lebens einen Andern, um zu einem Subjekt zu werden, das sich und andere in einem umfassenden Sinn verstehen kann. Man muss erst verstanden werden, bevor man andere verstehen kann. Das beinhaltet die Annahme, dass es eine angeborene Erwartung gibt, dass da ein Anderer sein wird, der meine körperlichen und psychischen Bedürfnisse aufnimmt und beantwortet. Es gibt von Beginn des Lebens an in jedem Baby eine Suche, erkannt und beantwortet zu werden. Ich, als der Andere, gehe davon aus, dass ich etwas aus den dargebotenen, bewussten und unbewussten Elementen des anderen Menschen verbinden, verstehen und ihm vermitteln kann. Durch allmähliche Verinnerlichung dieser Funktionen wird Entwicklung und psychische Veränderung möglich.

5.4.2 *Implizite Grundannahmen*

Doch habe ich auch mir nicht direkt zugängliche, unbewusste, implizite Grundannahmen, die in meinen verinnerlichten Beziehungsrepräsentanzen und den damit verbundenen Affekten und Abwehrformen begründet sind. Auch der Kontext meiner beruflichen Ausbildung und meines Eingebunden-Seins in institutionelle Strukturen wirken sich aus. Um zu all diesem Zugang zu erhalten, brauche ich Andere, wie zum Beispiel in der Supervision oder Intervision.

5.4.3 *Mein Hören und meine Sichtweise des Interviews mit Simone*

Meine Grundannahmen, die expliziten und impliziten, bestimmen, wie ich die Grundannahmen von Simone und dem Interviewer höre. Ich versuche, die Grundannahmen von Simone und die des interviewenden Psychoanalytikers aus dem zur Verfügung gestellten Interview (Transkription und Video) zu erschließen. In der Anfangsszene, als es um das Erklären des Procedere mit dem

Einwegspiegel geht, kommen m. E. die unterschiedlichen Grundannahmen von Simone und des Interviewers zur Darstellung:

Simone hat kein Zutrauen in ein Objekt, das ihn verstehen kann. Er möchte nicht herauskommen und beobachtet werden. *»Ich wäre froh, wenn ich dort drinnen* (hinter dem Einwegspiegel) *wäre.«* Simone überspielt seine Angst, indem er versucht, der Akteur, d. h. derjenige zu sein, der beobachtet. Er strengt sich an, um auf die Handlungsebene zu kommen: *»Wieso machen wir das nicht umgekehrt? Sie* (die beobachtende Gruppe hinter dem Einwegspiegel) *sitzen hier, und wir sitzen dort drüben.«*

Der Interviewer hingegen hat Vertrauen, dass er Simone kennenlernen und verstehen kann. Er greift Simones Form der Abwehr, seine Angst vor dem Blick des Objektes, auf; er findet eine Metapher (»Tarnkappe«) dafür und vermutet, dass Simones Bedürfnis, etwas wissen zu wollen, unerkannt bleiben soll.

Ich hörte die Szene auch so, dass Simone nach einer umgrenzenden und schützenden Umhüllung sucht – ganz körperlich: *»Ich wäre froh, wenn ich dort drinnen wäre«* (er spricht hier von der kleinen Kammer). Dort wäre Simone geschützt vor paranoiden Ängsten, denn er hat, wie ich annehme, keine schützende »psychische Haut« verinnerlicht. Daher braucht er eine Tarnkappe als Ersatzhaut, die jedoch seine weitere Entwicklung verhindert. Neugierig sein und rauskommen kann er erst, wenn er sich sicherer fühlt. Rauskommen ist gefährlich. Schon hier zeigt sich eine Externalisierung einer Objektrepräsentanz von Simone, die verwirrend und widersprüchlich ist, der er nicht trauen kann. Ich spüre sehr die Not von Simone.

Der Interviewer kann aushalten, dass Simone ihn als jemand erlebt, der ihn verwirren, »draustun« will. Simone erwartet, nicht verstanden, sondern verwirrt zu werden und wehrt sich dagegen, indem er andere verwirrt.

Der Interviewer bleibt dabei: Er möchte, dass sie beide sich kennenlernen. Simone fehlt die Verbindung von Gefühlen und Worten. Er möchte etwas zeichnen, also doch etwas von sich zeigen, kann es jedoch nicht in Worten mitteilen. »Blöd getan«, sagt Simone, deswegen sei er gekommen.

Als der Interviewer weiter dabeibleibt, erfahren zu wollen, was Simone damit meine, zeigt sich die Objektrepräsentanz: *»Gell, du willst mich nur ›drausbringen‹, dass ich mehr sage.«*

Der Interviewer exploriert weiter, wie Simone ihn erlebt. Seine Grundannahme, nämlich, dass es ein wichtiger Schritt ist, Simone seine projektiven Identifizierungen zugänglich zu machen, wird deutlich: *»Aber weißt du, vielleicht gibt es etwas in dir drin, was dich manchmal drausbringt.«*

Simones Grundannahme lautet, wie mir scheint: Wie kann ich überprüfen, ob der Interviewer als Objekt hilfreich oder bedrohlich ist? Auf die Frage des Interviewers: *»Es gibt nichts, was dich drausbringt, von dir aus?«,* erklärt Simone: *»Wenn man mich immer nicht beantwortet.«*

Diesen Satz höre ich so, dass ich mit ihm Spuren aus Simones Lebensgeschichte verbinde: Vom Primärobjekt Mutter verwirrende Botschaften erhalten zu haben, mit einem Objekt konfrontiert gewesen zu sein, das ihn nicht genügend genug »beantwortet« hatte. Damit meine ich eine Mutter, welche die archaischen Gefühlsäußerungen des Kindes nicht hatte »halten«, angemessen handeln oder mit Worten beantworten können, sondern ihre eigenen, unverdauten Gefühle in den Säugling und später in das Kind hineinprojizierte.

Der Interviewer bleibt bei der Linie, dass Simone ihn verwirren und unter der Tarnkappe bleiben will, weil er eine schreckliche Angst hat, entdeckt zu werden. Doch Simone bleibt bei seiner Grundannahme, dass er zuerst das Objekt überprüfen muss: *»Dass man wüsste, wer du bist.«*

5.4.4 Squiggles

1. Kritzel

Der Interviewer geht auf den Wunsch zu zeichnen von Simone ein und schlägt ein Kritzel-Spiel vor. Seine Grundannahme scheint zu sein, dass Simone das Spiel, etwas gemeinsam zu gestalten, annehmen kann.

Simones Grundannahme dürfte sein: Dann werde ich in etwas hineingezogen, ich gehe unter. Im Übergangsraum ist die Abgrenzung für Simone nicht mehr gesichert. »Mischverhältnisse« machen ihn unsicher, will mir scheinen. Simone: *»Ich verstehe nicht, was Du meinst« (er schüttelt den Kopf). Er nimmt in seinem Kritzel den Rhythmus auf, doch die beiden Kritzel bleiben getrennt.*

Simone zeichnet nun ein Auto mit einer Strubbel-Antenne und Hupe. Vorne dran ist ein Lastwagen mit KPA = Krankenwagen, wie Simone sagt. Er ist nun alleiniger Akteur mit *seiner* Zeichnung – er fühlt sich sicher mit einer Zeichnung, die ausschließlich von ihm stammt. Auf diese Weise vor einer Verwirrung durch den anderen geschützt, kann er das Objekt gebrauchen, d.h. eine neue Objektrepräsentanz bilden. Es gibt eine Antenne, eine Hupe und dann den Notfallmann. Im weiteren Gespräch wird deutlich: Es war ein Unfall auf der Autobahn mit einem Kind von der KPA. Der Interviewer fragt: *»Das [Kind] sollte dringend Hilfe haben?«,* worauf Simone sagt: *»Ja!«*

Der Interviewer ist in dieser Passage des Interviews ein Gegenüber, ein reales Objekt, das klärende Fragen stellt. Simone kann, zeichnend und mit Hilfe der Präsenz des Objektes, etwas von sich zeigen. Doch seine Geschichte muss im Bild bleiben. Einen in Sprache gefassten Rückbezug auf ihn (der Interviewer fragt, *»[...] ob man sagen könnte, der Simone erzählt eigentlich, dass er vielleicht dringend Hilfe braucht«)* kann Simone noch nicht aufnehmen. Doch, nach Nachfrage, kann er die Dringlichkeit abmildern und sagen: *»Glaube ich auch.«* Hier zeigt sich eine Bewegung hin zu einer weniger bedrohlichen Objektrepräsentanz, was ihm mehr erlaubt, das Objekt zu gebrauchen.

2. Kritzel

Nun kann Simone sich darauf einlassen, dass der Interviewer einen Kritzel produziert und Simone macht mit. Simone sieht im Kritzel des Interviewers »Wasser«. Er malt Wellen und dann einen großen Mutterfisch und einen anderen großen Fisch, beide sind in einem stürmischen Meer, verursacht durch einen Wirbelsturm. In ergänzenden Zeichnungselementen kann Simone mit Hilfe der empathischen, immer wieder fragenden Begleitung durch den Interviewer Fragmente aus seiner Geschichte mit seiner Mutter gestalten. Eine Grundannahme von Simone, nämlich, dass es Unterstützung durch einen präsenten Vater geben könnte, taucht jetzt in Form von etwas Hoffnung auf. Eine Intervention des Interviewers, dass die Zeichnung eine Darstellung seiner Geschichte mit seiner Mami sein könnte, kann er, auf Nachfrage, nur halb annehmen.

Der von Simone eingeführte Pelikan möchte die Fische fangen. Simone deklariert: *»Ja, aber jetzt kommt etwas Gefährliches mit dem Pelikan.« Der* Pelikan wird zum Räuber. Ich frage mich: Ist der Vater der Dritte, der Gefährliche, oder/und sind es Simones eigene, aggressiven Triebregungen? Aber es gibt auch einen *»Mensch, in der Hand hat er ein Gewehr, weil er den Fisch beschützt«.* Hier taucht eine Grundannahme von Simone auf, dass Aggression auch zum Schutz dienen könnte. Doch diese scheint, wegen der nachfolgenden Verwandlungen, recht labil.

Der Interviewer greift auf, dass die Gefahr in verschiedenen Verwandlungen auftaucht, zuerst war es gefährlich für die Fische und nun für den Pelikan. Hierauf zeichnet Simone eine Wand, in die der Pelikan mit dem Kopf hineinknallt. Doch die Wand ist partiell durchlässig: *»[Die Fische]* können auf die andere Seite von Meer, müssen die bedrohliche Gefahr *nicht erleben, die Fische können da durch, aber sie müssen weit runtergehen und weit rauf, dort so, wie sie runter müssen.«*

Aus dem Menschen, der mit dem Gewehr schützt, ist eine Wand geworden, die nur abhält – ein Vater, der nicht standhält, verschwindet oder bedrohlich ist? Eine solche Vaterfigur, die keine Hilfe für die Umwandlung der Aggression bietet, lässt Simones eigene Aggression als bedrohlich erscheinen.

Die Fische können sich durch tief Untertauchen in ein anderes Meer retten. Für Simone könnte das bedeuten, dass er kein Zutrauen hat, dass er einer Bedrohung standhalten, sich angemessen verteidigen kann und Hilfe erhält, sondern dass er nur mit emotionalem Rückzug und Ausblenden der Gefahr entgeht. Die Rettung ist dann ein anderes Meer – eine andere Mutter? Eine mögliche Grundannahme von Simone könnte sein: Es gibt noch eine andere Mutterrepräsentanz.

3. Kritzel

Simone möchte eine weitere Geschichte produzieren. Er ist neugierig geworden und schlägt dem Interviewer vor, er solle auch so etwas machen. Darauf zeichnet der Interviewer einen Fuchs, führt etwas Neues ein. Simone identifiziert sich partiell mit dem Fuchs, der eine Fuchshöhle braucht. Da ist ein Schatz, den der Fuchs/Simone haben möchte. Begehren und Raubwünsche tauchen auf. Es gibt auch eine Schaufel, der Fuchs erhält von Simone Maul und Augen. Anschließend entwickelt Simone das Bild eines Haifisches mit spitzen Zähnen und sogar doppelte Zähnen. Meine Grundannahme, die sich an dieser Stelle bildet, lautet: Simones Begehren, den Schatz auszugraben, wird gefährlich.

Die Verdopplung der Zahnreihe deutet auf eine Grundannahme von Simone hin, nämlich, dass es gefährlich ist, Zähne zu haben – die aggressiven Impulse als die eigenen zu integrieren. Ein Ausweg besteht darin, gleich zwei Reihen Zähne zu haben, dann hat man keinen Verlust. Wenn eine Zahnreihe weg ist, verfügt man über einen Ersatz. Es geht für Simone um die Reduktion von Gefahr, es geht ums Überleben, nicht um weitere Entwicklung. Aus den zwei Fischlein sind Raubfischlein geworden: *»[...] auf dem Weg hat es viel gegessen, dann sind es Raubfischlein geworden.«*

Der Interviewer spricht das Größer-Werden an und weist auf den bevorstehenden Zahnwechsel hin, d. h. auf Entwicklung. Daraufhin zeichnet Simone einen Totenkopf auf den Hai: *»Einer, den er gegessen hat, ein bisschen oder er lebt noch.«* Eine weitere Grundannahme von Simone wird deutlich: Haie sind immer wieder auch selbst bedroht, doch können sie irgendwie davonkommen. Lebendig/unlebendig ist reversibel.

4. Kritzel

Simone: *»So, da ist wieder das große, große Meer, guck jetzt, wieder so ein Stein. Der kleine Fisch ist groß geworden und hat ein kleines Baby gehabt, weißt Du warum? ... Weil die Mutter gestorben ist und das ist das Mädchen gewesen.«*

Simone ringt mit Veränderung. Doch die Mutter ist tot und der Vater ein Stein. Wie soll man sich da entwickeln? Simones Grundannahme scheint mir hier, dass man nur durch magische, omnipotente Verwandlung überleben kann.

Der Interviewer stellt Verbindungen her, indem er aus Fragmenten von Simone eine Geschichte formuliert: *»Gell, also da ist jetzt Zeit übers Land gegangen, he, und die Mama ist gestorben und das kleine Mädchen ist zu einer großen Frau geworden, das ist jetzt einfach ein Bub, aber wie ist es zu diesem Baby gekommen?«*

Simone *»Sind jetzt Säbelfische. Die können alleine Babys machen.«* Für Simone gibt es nur ein Geschlecht, männlich und weiblich in einem. Seine Grundannahme könnte sein: Geschlechtsunterschiede sind gefährlich, man muss alles kontrollieren und alles zugleich sein. Der Interviewer hingegen geht von der Grundannahme aus, dass aus Zweien, Mann und Frau, ein Drittes entsteht.

5. Kritzel

Simone zeichnet zwei neue Haifische und möchte vom Interviewer wissen, ob dieser diese Fische kenne. Die Hammerhaie sind eindeutig erkennbar. Simone wagt es mit dieser Frage erstmals, den Interviewer nutzen. Der Interviewer benennt sie und merkt an, dass es große und gefährliche Fische sind, die gerne fressen. Seine Grundannahme scheint zu sein, dass es um Simones aggressive Triebe und um Triebphantasien geht.

Für Simone gibt es nur Verwandlung: *»Die werden zu einem anderen Fisch, immer ein anderer, anderer, anderer.«* Diese Abwehr enthält m. E. eine Grundannahme von Simone: Er verfüge über Zauberkräfte. Als der Interviewer die Verwandlung auf Simone bezieht, *»... dass der Simone sich auch verwandeln kann ...«*, antwortet dieser: *»Ja, lieber werden.«* Es zeigt sich, dass Simone das »Böse-Sein« nur abspalten und ihm durch Verwandlung entkommen kann. Der Interviewer bringt die beiden Anteile von Simone zur Sprache: *»Es gibt irgendwo einen bösen Simone, dann gibt es irgendwo einen lieben Simone und der verwandelt sich ...«* Daraufhin antwortet Simone: *»Und irgendwann einmal einen geistigen Simone ... dass ich unsichtbar bin.«* Die Verbindung der verschiedenen Anteile von Simone durch den Interviewer löst aus, dass nun der unsichtbare Simone erscheint. Dies ist ein neues Bild für die Tarnkappe, auch eine Größenphantasie, die mehr mit Simone verbunden ist.

Auf die Frage des Interviewers: *»... wie bekommst du denn den lieben, den bösen und alle anderen Simones zusammen unter einen Hut?«*, kann Simone antworten: *»Weiß ich selber noch nicht.«* Er vermag hier etwas aufzunehmen. In dieser Szene treffen sich die Grundannahmen von Simone und dem Interviewer, nämlich, dass es mit den drei Anteilen von Simone verwirrend sein muss.

5.4.5 Fortsetzung der Geschichte mit den realen Spiel-Tieren im Raum

Die Geschichte beginnt mit einem Eichhörnchen und einem Krokodil. Der Interviewer sagt: *»Ich bin das große Krokodil und habe Hunger...«* Ein Spiel um Fressen und Gefressen-Werden entwickelt sich zwischen den beiden Protagonisten. Der Eichhörnchen-Simone wird zum Stinktier-Simone. Interviewer: *»Der Simone ist ein komplizierter, ein ganz komplizierter?«* Simone: *»Das ist ein* *biblischer Name, Simone ... der Simone hat das Kreuz vom Jesus auf den Hügel hochgetragen.« Interviewer: »Ja, so du bist eigentlich also ein ganz starker, he?«*

Simone möchte das Eichhörnchen mitnehmen, worauf der Interviewer sagt: *»Du hast Eichhörnchen-Hunger.«* Der Interviewer spielt hier auf einen triebhaften, besitzergreifenden Objekthunger an. Die Verwandlung, die Simone immer als Notlösung sucht, wird nun von beiden in einem lustvollen Kampfspiel ausgelebt. Am Ende der Stunde kann Simone Hoffnung zum Ausdruck bringen: *»Ich hab dich gern. Wollen wir Freunde sein?«*

Der Interviewer fasst das Spiel zusammen: *»[Simone] weiß manchmal nicht, wie er all die verschiedenen ›Simone-*Teile‹ *zusammenbekommt, gell, die nebeneinander sind und vielleicht, Simone, ist das eine Aufgabe für Deine Zeit, in der Du bei uns bist, dass Du all diese Dinge zusammenbekommst, ja, komm, jetzt gehen wir raus, abstellen.«*

Deutlich wird die Grundannahme des Interviewers, dass Entwicklung nur über eine Integration abgespalteter Simone-Anteile geht. Simone hat Vaterhunger erlebt und hat Neugierde im Sinne von Kennenlernen-Wollen entwickelt. Simone vermittelt seine Grundannahme, dass er ein Gegenüber braucht, mit dem er lernen kann, Verschiedenheit zu ertragen und dass er diese andere Person so für seine Entwicklung zu nutzen vermag.

Simone hat im Verlaufe des Interviews seine Abwehr gelockert. Er hat erfahren, dass triebhaftes und bezogenes Spiel möglich ist. Simone konnte den Interviewer immer mehr im Winnicott'schen Sinne gebrauchen. Am Ende der Stunde kommt seine Hoffnung zum Ausdruck, dass es etwas Lebendiges gibt, das er bewahren möchte. Insofern kann man sagen, dass Simone im Interview den Erwachsenen nutzen konnte, um Verbindungen zwischen verschiedenen Repräsentanzen herzustellen.

6. Diskussion und Erfahrungen aus der Arbeitsweise der Gruppe

Es geht darum, die *Spezifität und Unterschiedlichkeit*, mit der jede Analytikerin und jeder Analytiker arbeitet, anhand der erkennbar werdenden Grundannahmen hervortreten zu lassen. Damit wird nicht nur erkennbar, was jeden Analytiker vom anderen unterscheidet, sondern auch *welche Teile welcher Schulen in welcher Weise* in seinem »Stil« integriert worden sind. Dass jede Person in concreto etwas anders vorgeht, impliziert bereits eine Grundannahme, nämlich, dass der »Andere« anders ist.

Grundannahmen umfassen einerseits theoretisch-klinische, metapsychologische Konzepte und andererseits *Vorstellungen über die Dynamik und das Wechselspiel* von unbewussten und bewussten Vorgängen. Aber sie enthalten z. B. auch die bewussten und vorbewussten Vorstellungen über das Innen und Außen, von Kommunikationsabläufen und -strukturen und von der Selektivität des Hörens und Sprechens oder des inneren Wahrnehmens, Verstehens, Bearbeitens und Zulassens bzw. Trennens von Eigenem und Fremdem.

Jedem Analytiker und jeder Analytikerin ist ein Teil seiner persönlichen Grundannahmen bekannt und bewusst. Noch nicht bewusst gewordene Grundannahmen können in einem offenen und von Vertrauen getragenen Diskurs aus dem Obskur-Vorbewussten in die Helle des gedanklichen Verstehens treten. Eine *Grundannahme über die Grundannahmen* besteht darin, dass wir uns nur in reflektierenden Prozessen über die vielfältig-komplexe Zusammensetzung unserer zu einem bestimmten Zeitpunkt bestehenden Mosaike von Grundannahmen und der flexiblen Gestaltung dieser gewahr werden. Dieses Mosaik ändert sich im Verlaufe des Lebens bei jedem Analytiker. Geht ein Analytiker seine früheren Notizen aus einer hochfrequenten Kur nach vielen Jahren noch einmal durch, so wird ihm selbst diese Tatsache ganz offensichtlich werden. Wir sind nicht mehr die, die wir waren, und noch nicht die, die wir werden. Im Austausch über spezifisches klinisches »Material« bewegen wir uns – stimuliert durch unsere Gesprächspartner – aus der Position des Nichtwissens und -verstehens von uns selbst und des Anderen in diese des partiell und temporär ein bisschen Wissens und Verstehens von uns selbst und des Anderen. *Babylon*, d. h. die Verwirrung beim Gebrauch unterschiedlicher Konzepte und andersartiger Definitionen gleicher Begriffe, ist ein allseits bekanntes Phänomen. Wir sind somit nicht nur in uns selbst auf eine *konstante Übersetzungsarbeit* angewiesen (zum Beispiel, um *vorsprachliche Vorgänge in sprachliche* zu überführen), sondern auch darauf, was von dem, was wir gesagt haben, wie verstanden worden ist und wie wir die Mitteilungen des Gegenübers verstehen. Haydée Faimberg hat mit der Technik des »listening to listening« eine Methodik impliziert, die es erlaubt, Grundannahmen in verschiedenen Situationen, d. h. zwischen einzelnen Personen oder auch in Gruppen, hervortreten zu lassen und Missverständnisse kreativ zu verarbeiten (Faimberg, 2019).

Ein *förderlicher Dialog* im Sinne von Spitz (Spitz, 1976) spielt sich in einem Übergangsbereich (Winnicott) ab. Das Ergebnis entspricht einer spontanen und improvisierten *Ko-Kreation aller Beteiligter*. Hierbei verfließen die jeweiligen Beiträge nicht zu einem homogenen Brei, sondern fungieren wie Ballwechsel, die das Gegenüber motivieren, seine eigenen Möglichkeiten im Spiel und der Entwicklung der Dynamik umso besser wahrnehmen zu können, je schwieriger vielleicht die Aufgabe ist. Wir übersetzen Kommunikationsangebote der Anderen und die Anderen diese von uns. Empathie ist dabei hilfreich, garantiert aber keinesfalls »Fehler«-Freiheit. Die *Fähigkeit zur Antizipation* ermöglicht in gewissen Fällen ein »Voraus-Lesen« der vom Gegenüber oder von den Anderen kommenden Botschaften. Nicht selten kommt es aber – auch bei der geeignetsten Zuwendung – im Sinne einer Fehl-Leistung zum »*Verlesen*«. Der Prozess der *Klärung missverständlicher Kommunikationsabläufe*, unter Einschluss ihrer primären Quellen, lässt die Grundannahmen der Beteiligten in zunehmender Deutlichkeit hervortreten. Das Gemeinsame besteht dann in der Arbeit, das Unterschiedliche der Vertices (Bion) und die jeweiligen Akkorde der Grundannahmen von jedem an diesem Prozess Beteiligten zu reflektieren.

Das Set der Grundannahmen eines Analytikers wird in verschiedenen Situationen in unterschiedlicher Weise aktiviert. Vielleicht geschieht dies in nicht total anderer Weise, als heutzutage zentrale biologische Abläufe konzeptualisiert werden. Zum Beispiel bestimmen *epigenetische Einflüsse* – die unter dem Einfluss von Umweltfaktoren wechseln können – die *Expression der genetisch vorhandenen Information*. Dies heißt, die genetische Orchestrierung im Genom ist beständig, wann aber welche Instrumente wie zusammenspielen, wird – wie eine veränderbare Partitur – durch die epigenetisch modifizierten Außenweltfaktoren festgelegt. In einer Analogie können wir uns vorstellen, dass, in ähnlicher Art, ein unterschiedliches Muster intrapsychischen Verständnisses einerseits durch den Patienten und andererseits durch die Diskussion entsprechenden »Materials« in einer Gruppe (epigenetische Faktoren) aktiviert wird.

Der *Wunsch, Zukunft voraussehen zu können*, d.h. über prophetische Fähigkeiten zu verfügen, gehört zum Arsenal der *infantilen Omnipotenz*. Unser Verstehen ist stets rückwärts gewendet. Dort gliedern wir das Gehörte nach den Verständniskategorien, die uns aufgrund der darin enthaltenen Grundannahmen ein einigermaßen zufriedenstellendes Bild der Abläufe eröffnen. Von irgendeinem Punkt ab anterograd geschaut, lässt sich anhand der Projektion von Vergangenem nur eine Skizze des Kommenden in der Zukunft erstellen. Ohne Reflexion unserer eigenen Grundannahmen in der Gegenwart besteht die Gefahr, dass wir im Kommenden nur die Ostereier finden, die wir selbst schon in der Vergangenheit versteckt haben. Nur die disziplinierte Bescheidung erlaubt beim Verständnis von Beziehungsabläufen, aus unseren Grundannahmen Skizzen für das Zukünftige entstehen zu lassen und diese gleichzeitig wieder aufzuheben, um uns nicht den Weg zu versperren, den kognitiven, emotionalen und triebhaften Abläufen, welche durch die anderen mitgestaltet werden, folgen zu können.

Bei *aktivem Interesse* und respektvoller, die andere Sichtweise durchaus akzeptierende, wenn auch nicht selbst übernehmende Haltung, besteht die Zielsetzung eines entsprechenden Dialoges oder Polyloges nicht darin, zum Entscheid zu gelangen, ob eine Betrachtungsweise *richtig oder falsch* ist, sondern erfassen zu können, *worin die Unterschiedlichkeit begründet ist.* Keinesfalls gehört es zu den zentralsten Grundannahmen, davon auszugehen, alles sei gleich bedeutsam. Und ebenso wenig, dass jegliches Vorgehen in Ordnung und gleichwertig wäre. Aber erst bei einer *sorgfältigen und rücksichtsvollen Aus-einander-Setzung* werden die eigenen, zum Kern der Persönlichkeit, des Denkens, Empfindens, Konzeptualisierens und Dialogisierens gehörenden Basisannahmen deutlich. An jenem Punkt entsteht das Gefühl, die eigene Sichtweise kaum mehr verändern zu können und für die Empathie bezüglich der Sichtweise des Gegenübers sehr viel Anstrengung aufwenden zu müssen.

In einer Gruppe erhält klinisches Material für jede Teilnehmerin und jeden Teilnehmer eine spezifische, individuelle Gestalt und Bedeutung. Die von einer funktionalen Arbeitsgruppe integrierte Sicht über die kommunikative Struktur des klinischen »Materials« kann dort überhaupt erst entstehen oder aber, bei Dysfunktionalität der Gruppe, durch ein suggestives Kollektiv auch zerstört werden.

Unsere Gruppe gelangte zur Überzeugung, dass man nicht ohne Grundannahmen denken kann, selbst wenn sich diese in Veränderung befinden mögen, d. h., dass man *Grundannahmen nicht loswird.* Es scheinen *verschiedene Grundannahme-Ebenen* zu existieren. Im psychoanalytischen Konzeptualisieren bleibt nirgends ein Raum frei ohne Grundannahmen. Grundannahmen schaffen eine gewisse *Stabilität*, aber auch eine *Einengung*. Sie lassen sich *entwickeln* und *hinterfragen*. Sie *verändern sich* im Verlaufe eines Interviews, in Abhängigkeit von der jeweiligen Objektbeziehung und der Qualität des Dialogs. Veränderungen geschehen *vor allem bei Erschütterungen oder tiefer Betroffenheit*. Wahrscheinlich kommen der *Flexibilität und Elastizität* der Grundannahmen von Menschen, die miteinander in Dialog stehen, große Bedeutung zu, wenn es um die Wahrnehmung der Unterschiedlichkeit und nicht um parteilichen Kampf, Überzeugungsarbeit oder Ausschließlichkeitsansprüche geht. Damit Grundannahmen wahrgenommen und möglicherweise auch modifiziert werden können, bedarf es im Setting des kommunikativen Geschehens *interpersonaler Übergangsbereiche*, welche deutlich werden lassen, was das Eigene, das des Anderen und schließlich auch das Ko-Kreierte ist.

Je weiter man Grundannahmen zurückverfolgt, desto mehr wird man auf *biologische Grundannahmen des Körperichs* verwiesen, die mit ihren basalen psychosomatischen und somatopsychischen Anteilen die *Grundmaterialien für archaische Phantasmen* liefern und sich *im jeweiligen kulturellen Kontext spezifisch ausformen*.

Bei unseren Diskussionen sind wir vielen *Fragen* begegnet, *die offen blieben*, da wir uns *nicht in Glaubenssystemen verstricken* wollten. Wir betraten gleichsam Grenzregionen, in welchen Grundannahmen nur *schemenhaft oder nur als Skizzen* erkennbar waren, der Zusammenhalt der Einheiten sich lockerte, das *Territorium des Nicht-Wissens* sich ausbreitete. Schon nur bei der Frage, ob die Triebe und das Unbewusste biologisch angelegt sind oder im Laplanche'schen Sinne von außen her in das Subjekt importiert werden, d.h., ob wir unseren *psychischen Ursprung im Anderen oder in uns* selbst finden oder ob in einem zirkulären Geschehen beides zutrifft, fanden wir es schwer, uns festzulegen oder eine im Vorbewussten wirksame Grundannahme hierzu eruieren zu können.

Wir entwickelten nicht sehr divergente Haltungen bei der Frage, ob Übertragung *nicht ein allgemeines, unvermeidbares Phänomen zwischenmenschlicher Kommunikation* ist, mit welchem wir in der analytischen Situation nur deshalb arbeiten können, weil wir einen *Rahmen* nutzen, der mit seiner *asymmetrischen Aufgabenteilung* die entsprechenden Übertragungsbewegungen sichtbar und »verständlich« macht. Dennoch waren wir uns im Klaren, dass eine Antwort *viele technische Implikationen* für den Beginn, die Entwicklung und den Abschluss einer analytischen Kur impliziert und nicht zuletzt auch Hinweise dafür geben kann, wann Deutungen der Übertragung hilfreich und notwendig sind und wann es geeigneter erscheint, Interventionen *in* der Übertragung vorzunehmen. Die Auswirkungen solcher Überlegungen auf die *Strukturen unserer Ausbildungsinstitutionen*, die oft Unbehagen verursachen, dürften beachtlich sein (Zwettler-Otte, 2019). Dies insbesondere auch deshalb, weil das Arbeiten in unserer Gruppe weitgehend lustbetont war.

Wir gingen von einer recht einheitlichen Grundannahme aus, nämlich, dass der psychoanalytische Prozess für diejenigen Vorgänge nützlich sei, die das Subjekt, bezüglich seiner seelischen Entwicklung, alleine nicht vollziehen könne (Übertragungen und nicht nur Übertragungsphantasien sind nur mit realen Anderen möglich). Zur Conditio humana gehört wohl, dass, insbesondere in der Kindheit, aber auch später immer noch, *Menschen andere Menschen* brauchen. Für gewisse Entwicklungsschritte ist ein Gegenüber unabdingbar. Bestehen große und *nicht auflösbare Diskrepanzen zwischen den Grundannahmen der Interagierenden*, seien dies Kinder und Erwachsene oder Patienten und Analytiker, so entstehen Probleme. Kommt es zu einer übermäßigen Anpassung der gegenseitigen Grundannahmen, so bildet sich beim Kind in der Entwicklung wie auch beim Patienten im analytischen Prozess ein *falsches Selbst*, es entwickeln sich *Scheinbewegungen* und der Analytiker lässt sich von einer *Täuschung* fangen, alles sei so, wie die Theorie es sprachlich schon einmal formuliert hat. Er genießt die Bestätigung seiner vorgefertigten Konzepte und seiner therapeutischen Wünsche und *verliert seine Forschungsneugierde.*

Die *Grundannahmen des ersten Lebensjahres* sind wahrscheinlich noch nicht sprachlich formuliert, sondern finden Ausdruck mittels *Ablaufsequenzen des Handelns/Verhaltens*. Vielleicht lässt sich später einmal eine Serie von Grundannahmen über die Entwicklung formulieren.

Repräsentanzen, d.h. Gedächtniseinheiten, die im Zusammenhang mit einem jeweiligen Objekt sicher von Geburt an gebildet werden (dieser Zeitpunkt scheint eine Grundannahme zu sein), kann man selbst wohl kaum als Grundannahmen bezeichnen, sondern eher als *Archive von Beziehungsepisoden*, in welchen stets auch die zugehörigen Affekte und entsprechenden Kontexte enthalten sind. Über welche psychische Energie sie verfügen, um aktiviert zu werden und der Phantasietätigkeit des Primärprozesses Inhalte zu liefern, d. h. nach welchen Gesetzmäßigkeiten das Ich sie besetzt oder ihnen die libidinöse bzw. aggressive Besetzung entzieht, scheint uns noch weitgehend im Dunkeln zu liegen. Ein Set *genetisch vorgegebener Vorstellungsbilder* ließe sich mit den von Freud postulierten *Urphantasien* analogisieren, die er als »phylogenetischen Besitz« charakterisierte (Freud, 1917, S.386). Es könnte somit durchaus auch anlagemäßige Unterschiede bezüglich der Fähigkeit, Phantasien zu entwickeln, zu Symbolisieren oder zu szenischem Kreativ-Sein geben. Eigentliche Repräsentanzen bilden sich zu Beginn im bedeutungsvollen, interpersonalen, kommunikativen Dialog zwischen Erwachsenen und Säuglingen/Kindern/Jugendlichen, d.h. zwischen *hormonalisierten, adult sexualisierten Wesen* und *noch nicht höheren Dosen von Sexualhormonen ausgesetzten, infantil sexualisierten Personen*. Wie gebraucht ein Säugling/Kind einen Erwachsenen? Was hat der Erwachsene dem Säugling/Kind im Dialog anzubieten?

Betrachten wir ein Kind als ein *sich selbst deutendes, symbolisierendes und Interaktionen in Beziehungseinheiten übersetzendes sowie eigene Theorien bildendes Wesen*, so gestaltet es, wahrscheinlich sowohl auf Grund angeborener als auch interaktiv erworbener Faktoren, die Einwirkungen der erwachsenen Umwelt zwar in aktiver Weise. Dennoch sind die von außen einwirkenden Kräfte zumeist, im Vergleich zur Aktivität des Kindes, überstark.

Dem Verhältnis von *Selbstdeutung oder Fremddeutung* und seinem Wechseln muss somit ein besonderes Augenmerk geschenkt werden.

Die *Entwicklung des und die Speicherung im kommunikativen System* schienen uns hypothetisch etwa in folgender Reihenfolge abzulaufen: zuerst Wahrnehmungen wie visuelle Formen, Töne, Gerüche oder taktile Erfahrungen mit der Entwicklung einer *primären Symbolik*, dann – mit zunehmender Kapazität zur Figurabilität – im Visuellen die Konstruktion von Bildern und Bilderfolgen, die sich zu ersten averbalen Gedanken formen, darauf *sprachliche, sekundäre Symbolik mit Gebrauch von* Wörtern, Sätzen, Gedankenabfolgen, Texten und Szenen. Je mehr Sequenz, desto mehr auch multidimensionale Verknüpfungen. Worte beginnen damit eine immer komplexere kommunikativ-emotionale Last zu tragen. Gibt es auch Grundannahmen für die Speicherung von Gegenständen, Bildern, d.h. ganz allgemein von Formen? Können die à priorischen Formen von Kant als Grundannahmen gelten? »Das Zeichen bezeichnet etwas, während die Form für sich selber steht.« (Focillon, 1954)

Die Bedeutung der *Nachträglichkeit*, d.h. der anhaltenden Überarbeitung und *Transformation jeglicher Erinnerung* in Abhängigkeit vom Stand der Ich-Entwicklung und der jeweiligen Triebdynamik, kann bei diesen Prozessen nicht überschätzt werden. Der Wechselwirkung von *»Zurück- und Voraus-Phantasieren«* und nachträglicher Umarbeitung kommt hierbei große Wichtigkeit zu.

Beide Protagonisten bringen im analytischen Prozess ihre inneren Räume (Übergangsräume, Angsträume, Leerräume; letztlich die in den frühesten Beziehungen internalisierten Räume des Gegenübers) und Szenerien als *unterschiedliches Drittes* in den realen Dialog-Raum mit. Jeder der beiden reagiert unbewusst auf die »Mitbringsel« des Anderen und vermittelt damit ein Stück seiner eigenen Gestimmtheit. (Räume haben etwas mit dem Körper und seinen Öffnungen bzw. den Erfahrungen, die das Individuum bis zum gegebenen Zeitpunkt damit gemacht hat, zu tun. Vielleicht existiert eine angeborene Kenntnis (erneut eine mögliche Grundannahme) über endokorporale Räume, die in der Interaktion und Entwicklung spezifisch ausgeformt werden.

Eine mögliche Grundannahme des Analytikers kann in der Vorstellung bestehen: Ich stelle in der asymmetrischen Beziehung alles von mir dem Patienten zur Verfügung, damit Veränderung entstehen kann: Leib, psychische Gestimmtheit, Offenheit, und ich lasse mein persönliches Vorbewusstes anrühren. Dabei verliere ich aber meine Sicherheit, und dies ist – bezüglich der nachfolgenden psychophysischen Restitution der Eigenständigkeit des Analytikers – recht anstrengend.

Das bei den Säugetieren beschriebene »Search-System« (Panksepp, 2004), eine Art *zerebrales Analogon für den Triebbegriff*, impliziert genetisch vorgegebene Annahmen über das, wonach in der Umwelt gesucht wird oder werden soll (z.B. Nahrung, Brust), da das Jungtier von Primaten als Einzelwesen ja nicht existieren kann. Diese kann man sich als *angeborene Verhaltensschemata* vorstellen. Das infantil Sexuelle, das sich an die konnatalen Selbsterhaltungsimpulse anlehnt, enthält möglicherweise vorgegebene Aspekte lust- und unlustbetonter Grundannahmen.

Der Trieb (unsere bewusste Grundannahme) ist eine ganzheitlich aus dem Somatischen hervorgehende Kraft, welche vom Intrapsychischen, Leiblichen als Quelle in die Außenwelt gerichtet ist. Er ist lebens- und überlebensnotwendig. Triebwünsche öffnen psychische Abläufe, Tabus und phobische Haltungen schließen sie. Bei den »Öffnungen« wie auch bei den »verschließenden« Tabus existieren Generationen überschreitende Transmissionen.

Möglicherweise sind auch verschiedene intrapsychische Abläufe auf integrative Bewegungen hin angelegt. Wie weit traumatisieren die aus dem Unbewussten aufsteigenden Triebimpulse das Ich, wenn keine genügend gute Umwelt vorhanden ist, welche die Steuerung und Regulation im interpersonalen Feld in angemessener Weise übernimmt? Es braucht *Holding*, damit sich eine *narrative Kohärenz* entwickeln kann. Magische Veränderung ist leichter zu erreichen als Integration und reale Veränderung. Die letzten beiden Transformationen sind nur mit Unterstützung eines Realobjekts möglich. Das *»Material« eines Patienten* hat eine gewisse innere Kohärenz, die beide Protagonisten im klinischen Prozess nicht kennen. In der Retrospektive lässt sie sich herausarbeiten, im Gegenwärtigen ist sie oft kaum wahrnehmbar. *Figuration,* d.h. die Neigung, Diffuses zu etwas Figürlichem, Gestalthaftem zusammenzufügen, ist eine Voraussetzung für Integration. Wohin wird Ungedachtes und Unfiguriertes platziert?

Der *psychoanalytisch-psychotherapeutische Arbeitsvertrag* wird sowohl von den Grundannahmen der Patienten als auch von denen der Therapeuten gestaltet. Diese des Patienten (und auch des Analytikers) manifestieren sich vor allem in der Konstruktionsfähigkeit und in der (Gegen-) Übertragung. Sie werden in deren bewussten und vorbewussten Phantasien deutlich.

7. Zusammenfassung

Wir verwenden den Terminus Grundannahmen in Anlehnung an Bion. Es handelt sich dabei um explizite oder implizite Überzeugungen, welche wegleitend für die Vorgänge des Verstehens, Abschätzens, Einordnens, Antizipierens und Regulierens sind. Das analytische Hören wird durch die Basisannahmen des Analytikers und des Patienten mitgestaltet.

In einer Arbeitsgruppe von vier AnalytikerInnen wurde über zwei Jahre hinweg ein transkribiertes, auf Video aufgenommenes Interview mit einem Kind einzeln und in der Gruppe – im Hinblick auf die unterschiedlichen Basisannahmen der Gruppenmitglieder – studiert und gemeinsam diskutiert. Die unterschiedlichen Arten des Hörens und Verstehens wurden im Gruppendiskurs herausgearbeitet und dargestellt. Unsere Gruppe gelangte zur Erkenntnis, dass man nicht ohne Grundannahmen denken kann, selbst wenn sich diese in Veränderung befinden mögen, d. h., dass man *Grundannahmen nicht loswird.* Im psychoanalytischen Konzeptualisieren bleibt nirgends ein Raum frei ohne Grundannahmen. Grundannahmen schaffen eine gewisse *Stabilität*, aber auch *Einengung.* Sie lassen sich *entwickeln* und *hinterfragen.* Sie *verändern sich* im Verlaufe eines Interviews, in Abhängigkeit von der jeweiligen Objektbeziehung und der Qualität des Dialogs. Dabei machten wir die Erfahrung, wie hilfreich und lustvoll sich die Gegenseitigkeit bei der Erschließung der individuellen Grundannahmen von jedem Einzelnen erwies. Auch die damit zusammenhängende Verbindung zu vielen bestehenden Konzepten und Theorien (z. B. den unbewussten Phantasien) wirkte sehr stimulierend.

Literatur

Arendt, H. (1967): *Vita activa oder vom tätigen Leben*. München: Piper.

Bion, W.R. (1990): *Lernen durch Erfahrung*. Frankfurt a.M.: Suhrkamp.

Bion, W.R. (2001): *Erfahrungen in Gruppen und andere Schriften*. Stuttgart, Klett-Cotta. Engl.: *Experiences in groups and other papers*. London: Tavistock, 1961.

Bohleber, W. (2018): Übertragung – Gegenübertragung – Intersubjektivität. *Psyche – Z Psychoanal*, 72, S.702–733.

Bollas, C. (2019): *Wenn die Sonne zerbricht*. Stuttgart: Klett-Cotta.

Bürgin, D. (1992): Kritzelzeichnungen als Landmarken im diagnostisch therapeutischen Dialog mit Kindern und Jugendlichen. In: H. Hennig, E. Fikentscher & W. Rosendahl (Hrsg.): *Tiefenpsychologisch fundierte Psychotherapie mit dem Katathymen Bilderleben*. Martin Luther Universität, Halle/Wittenberg.

Bürgin, D. & Steck, B. (2013): *Indikation psychoanalytischer Psychotherapie bei Kindern und Jugendlichen*. Stuttgart: Klett-Cotta.

Bürgin, D. (2017): *Zur Ko-Kreation eines kooperativen Kontextes*. In: A. Harms & H.-P. Hartmann (Hrsg.): *Einsamkeit. Jahrbuch der Selbstpsychologie*. Frankfurt a.M.: Brandes & Apsel, S.178–190.

Cycon, R. (1994): Vorwort zur deutschen Ausgabe der gesammelten Schriften. In: M. Klein (1995): *Gesammelte Schriften*. Stuttgart: Frommann-holzboog.

Faimberg, H. (2019): Faimberg's method: »Listening to Listening«. Intercultural and intracultural discussion groups. In: *Contribution of IPA working parties to clinical research in Psychoanalysis*. Im Druck.

Faimberg, H. (2019): Basic theoretical assumptions underpinning Faimberg's method »Listening to listening«. *Int J Psychoanalysis*, 100(3), S.447–426.

Focillon, H. (1954): *Die Lehre der Formen*. Bern: Francke.

Freud, S. (1900): Die Traumdeutung. *GW II/III*, S.618.

Freud, S. (1901): Zur Psychopathologie des Alltagslebens. *GW IV*, S.295.

Freud, S. (1908): Hysterische Phantasien und ihre Beziehung zur Bisexualität. *GW VII*, S.193–197.

Freud, S. (1908b): Der Dichter und das Phantasieren. *GW VII*, S.217.

Freud, S. (1917): Vorlesungen zur Einführung in die Psychoanalyse XXIII. Der Weg der Symptombildung. *GW XI*, S.372–391.

Gill, M. M. & Brenman M. (1966): *Hypnosis and related states. Psychoanalytic studies in regression*. New York: Wiley.

Green, A. (1975): Analytiker, Symbolisierung und Abwesenheit im Rahmen der psychoanalytischen Situation: Über Veränderungen der analytischen Praxis und Erfahrung. *Psyche – Z Psychoanal*, 29 (6), S. 503–541.

Kentridge, W. (2016): *Sechs Zeichenstunden*. Köln: W. König.

Kentridge, W. (2017): *In Verteidigung der weniger guten Idee*. Wien: Turia+Kant.

Kentridge, W. (2019): That which I do not remember. In: W. Kentridge: *A poem that is not our own*. Köln: W. König, S. 93–103.

Klein, M. (1932): Bemerkungen zwischen Zwangsneurose und Über-Ich-Bildung. *Gesammelte Schriften, Bd. II*, S. 196.

Klein, M. (1936): Entwöhnung. *Gesammelte Schriften, Bd. II*, S. 79.

Klein, M. (1937): Liebe, Schuldgefühl und Wiedergutmachung. *Gesammelte Schriften, Bd. II*, S. 110.

Lewin, B. D. (1953): Reconsideration of the dream screen. *Psychoanal Quarterly,* 22 (2).

Panksepp, J. (2004): *Affective neuroscience. The foundations of human and animal emotions*. Oxford: Oxford UP.

Saner, H. (1999): Die Nebel. In: H. Saner: *Macht und Ohnmacht der Symbole*. Basel: Lenos.

Sandler, J. (1983): Die Beziehungen zwischen psychoanalytischen Konzepten und psychoanalytischer Praxis. *Psyche – Z Psychoanal*, 37 (7), S. 577–595.

Sklar, J. (2019): *Dark times. Psychoanalytic Perspectives on Politics, History and Mourning*. London: Phoenix.

Spitz, R. (1976): *Vom Dialog*. Stuttgart: Klett-Cotta.

Steiner, G. (2006): *Warum Denken traurig macht*. Frankfurt a. M.: Suhrkamp.

Winnicott, D.W. (1973): *Vom Spiel zur Kreativität*. Stuttgart: Klett-Cotta, 12. Auflage 2010.

Winnicott, D. W. (1973): *Die therapeutische Arbeit mit Kindern*. München: Klett. Engl.: *Therapeutic consultations in Child Psychiatry*. London: Hogarth, 1971.

Zwettler-Otte, S. (2019): *Das Unbehagen in psychoanalytischen Institutionen. Konflikte, Krisen und Entwicklungspotenziale in Ausbildung und Berufsausübung*. Gießen: Psychosozial.

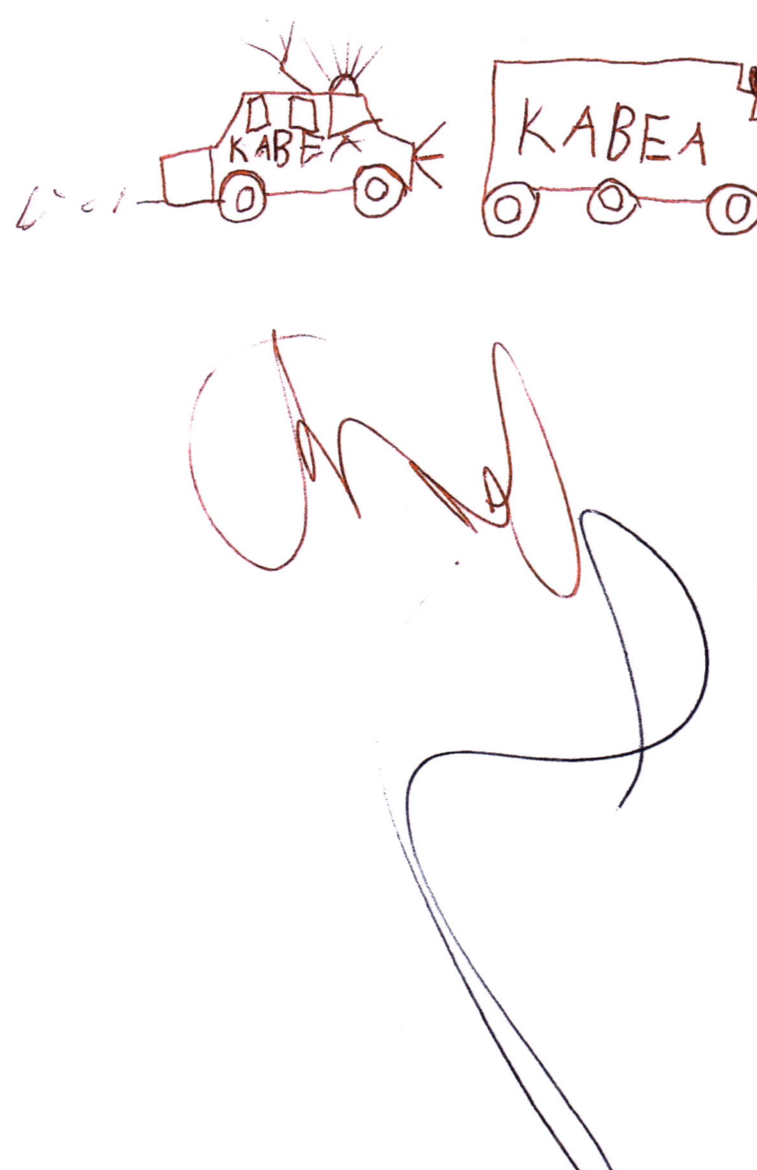

Kritzel Nr. 1

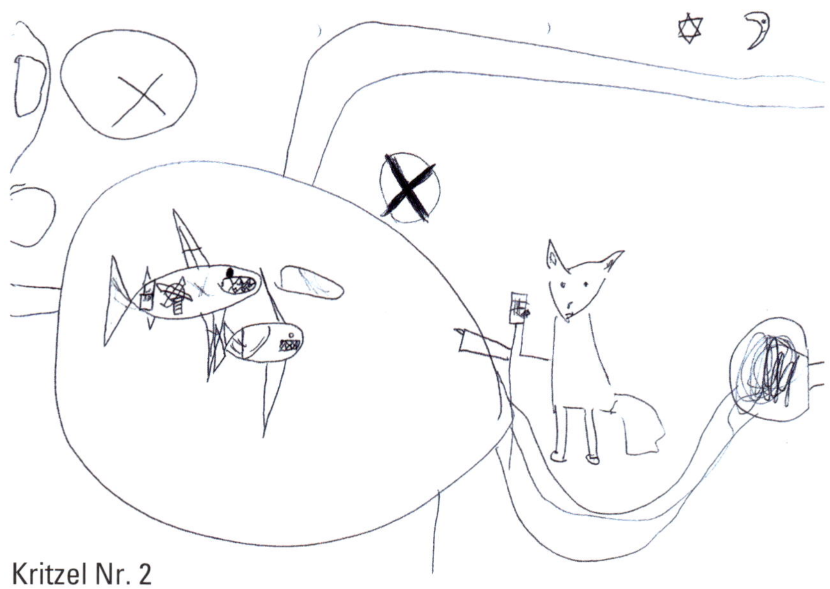

Kritzel Nr. 2

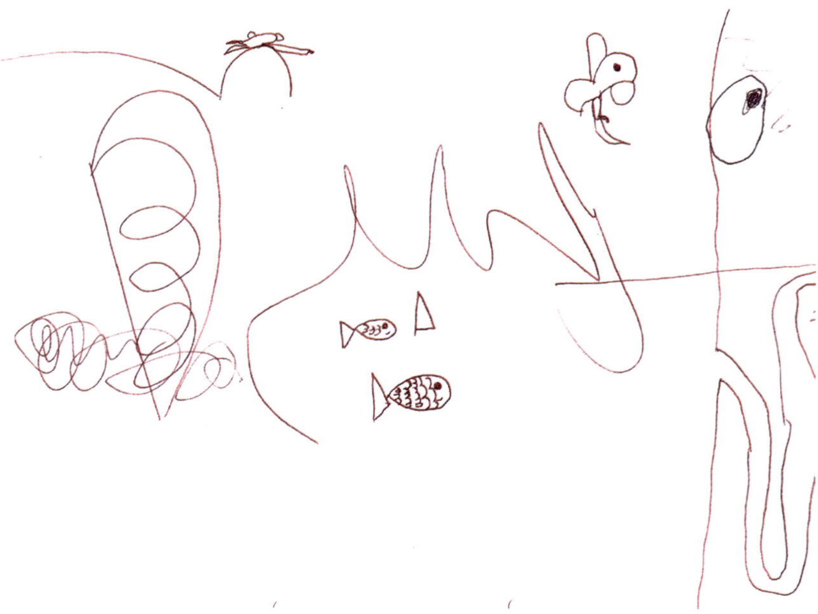

Kritzel Nr. 3

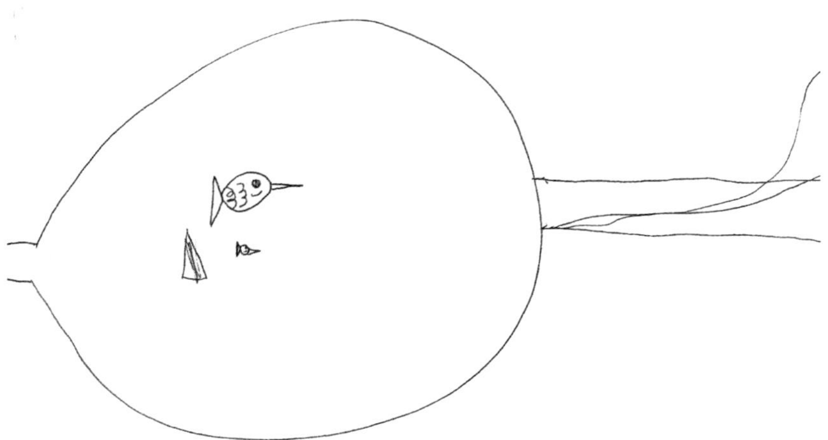

Kritzel Nr. 4

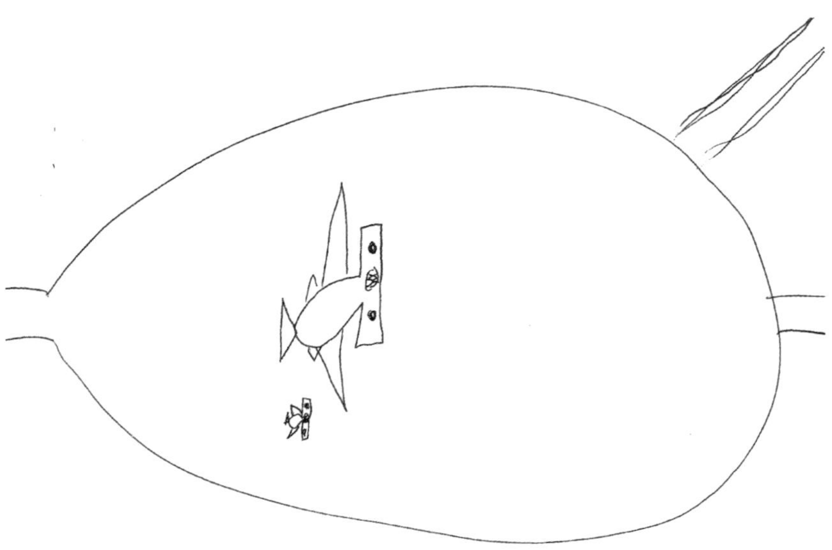

Kritzel Nr. 5

Stichwortverzeichnis

A

B

C

D

E

F

G

M

N

O

P

R